改訂
3版

まるごとわかる！

がん

金沢医科大学名誉教授／
福井県済生会病院内科部長・
集学的がん診療センター顧問　**元雄良治** 著

南 山 堂

●●● 改訂3版　はじめに ●●●

　本書の改訂2版が発刊されて約3年が過ぎました．新型コロナウイルス感染症がようやく収束に向かい，さまざまな活動が以前のように戻ってきました．がん医療に関しては，がんゲノム医療，免疫チェックポイント阻害薬といった薬物療法などがさらに進歩しました．

　改訂3版ではがんの疫学のアップデート，新規薬剤の追加はもちろんですが，第3章における食道がん・肝がん・胆道がん・子宮がん・卵巣がん・腎がん・白血病・悪性リンパ腫の新規掲載がポイントです．がん種別では，改訂2版までの6項目から一気に14項目に倍増しました．コラムにもオンライン診療やCAR-T細胞療法などのトピックスが追加されています．

　集学的がん診療の重要性は言うまでもありません．治療方針の決定は医師中心になりますが，その判断基準には医療スタッフの意見が不可欠です．たとえば，抗悪性腫瘍薬の選択には薬剤師の助言が必須です．医師はどうしても薬剤の有効性を追求しがちですが，安全性を最優先する薬剤師のサポートがあってこそレジメンの決定が妥当なものになると言えましょう．また，今後の療養の場所の選択には，医師のみの判断は不可能であり，看護師・医療ソーシャルワーカーからの意見が必要です．がん支持医療は単なる副作用対策に終わらずに，栄養サポート，就労・生きがい支援までを視野に入れています．これらを実現するには，管理栄養士や公認心理師，リハビリ専門職（理学療法士・作業療法士・言語聴覚士）の関与が必要です．本書はこうした多くの職種の人たちにも読んでいただきたいです．

　日本がんサポーティブケア学会には17の部会があり，そのなかには漢方部会が含まれます．全身倦怠感・食欲不振・末梢神経障害などの難治性の副作用に漢方が活用されています．漢方部会が執筆・編集した『がんサポーティブケアのための漢方活用ガイド』が2020年11月に南山堂から発刊され，現在改訂中です．本書とあわせて読んでいただけると，「患者さんのためにできることは何か」を追求する真摯な臨床医・医療スタッフにはおおいに参考になると確信いたします．

　最後になりましたが，改訂3版の作成においても大変お世話になりました，株式会社南山堂の松村みどり氏に深く感謝申し上げます．

2024年7月

福井県済生会病院にて　元雄 良治

●●● 初版　はじめに ●●●

　本書は看護師や看護学生を主な対象とする，がんの入門書です．イラストを多く入れて視覚的に理解しやすくしています．また，知っておきたいトピックスもコラムとして取り上げました．

　患者にとって最も身近で，相談相手になる医療職は看護師です．そして，医師や薬剤師をはじめとした多職種で構成される医療チームで患者と医療職をつなぐのも看護師です．したがって，看護師は医療に関する専門的な知識と経験に加え，患者とのコミュニケーションのスキルなどを身につける必要があります．

　日本人の2人に1人は生涯でなんらかのがんを発症し，3人に1人はがんで亡くなることは一般にも広く知られるようになりました．しかし，これまでがんとは無縁と思っていた人が突然がんと告げられると，気が動転して，何をしてよいかわからなくなります．このようなときに，看護師はどう対応すればいいのでしょうか．

　がん看護を専門としている看護師でさえ，最新のがん医療の進歩に追いつくのは大変です．ましてや日ごろがんを専門にしていない看護師が，がんに関する知識を整理することは困難です．しかし実際には，病院のさまざまな外来や病棟，あるいはクリニックでも，必ずがん患者に遭遇します．それは，がんがそれ以外の循環器・呼吸器・神経などの領域の疾患と併存していることが多いからです．

　本書は第1章「がんの基礎を理解しよう」，第2章「現代のがんの診断と治療はどうなっているのか」，第3章「がん種別 知っておきたい知識とケアのポイント」という構成になっています．第1章を基礎に第2章を理解し，第3章の各論がさらにわかりやすくなるという流れです．この1冊を読んでいただければ，きっと明日からの看護に役立つと信じています．そして，読者の皆様にとって，看護師としてどのようにがん患者に対応していくのかを考える契機としていただければ幸いです．

　最後になりましたが，本書の発刊にあたりお世話になりました，株式会社南山堂の松村みどり氏をはじめ関係各位に心より感謝いたします．

　2017年1月

金沢医科大学にて　元雄 良治

CONTENTS

◼️ COLUMN

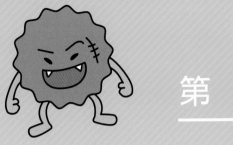

第 **1** 章

がんの基礎を
理解しよう

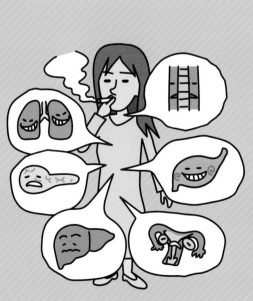

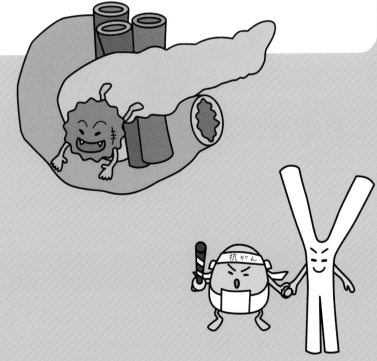

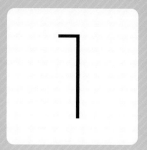

がんの疫学

「近年，がん患者が増えている」ということを耳にしたことがある人は多いと思います．しかし，実際に日本で何人くらいの患者が，どのようながんになっているのか，知っていますか？
また，性別・年齢によって罹患数やかかりやすいがんの種類にも違いがあります．そこで，がんがどのような病気なのかを理解する前に，まずはがんの疫学について整理しておきましょう．

1 罹患数と死亡数

 POINT

罹患数は年々増加．部位別トップは大腸がん！

がん患者はどのくらいいるの？

国立がん研究センターがん対策情報センターによれば，2019年のがん罹患数（新しくがんと診断された人数）は約100万例です[1]．2021年のがん死亡数（がんで亡くなる人数）は約38.1万人で，がんの罹患数と死亡数はともに増加し続けています．よく言われる「日本人の2人に1人は生涯なんらかのがんに罹患し，3人に1人はがんで死亡する」とい

う話は，現代が「がんの時代」だということを示唆しています．

どの部位のがんが多い？

2019年の部位（臓器）別罹患数は，大腸がん，肺がん，胃がんの順で多く，その次に乳がん，前立腺がんと続きます（表1）[1]．男女共通のがんでは，胃・大腸・肺の，生殖器では男性の前立腺がんの急増が注目されています．乳がんはまれに男性にも発

表1 がん罹患数（男女合計，2019年）

1	大腸がん	155,625例
2	肺がん	126,546例
3	胃がん	124,319例
4	乳がん	97,812例
5	前立腺がん	94,748例

〔国立がん研究センターがん情報サービス「がん統計」（全国がん登録罹患データ）より作成〕

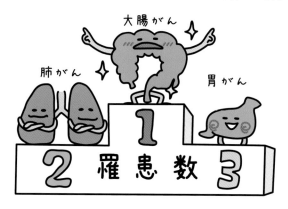

生しますが，圧倒的に女性に多いので，女性のがんと言ってもよいでしょう．このように罹患数では男女とも性ホルモン依存性のがんが増えています．

かし，胃がんと大腸がんを合わせると肺がんより多く，日本人は消化管がんで亡くなる人が多いと言えるでしょう（**表2**）[1]．

［どのがんで亡くなる人が多い？］

死亡数では，肺がんが約7.5万人と最多です．し

表2 がん死亡数（男女合計，2022年）

1	肺がん	76,663人
2	大腸がん	53,088人
3	胃がん	40,711人
4	膵臓がん	39,468人
5	肝臓がん	23,620人

〔国立がん研究センターがん情報サービス「がん統計」（人口動態統計がん死亡データ）より作成〕

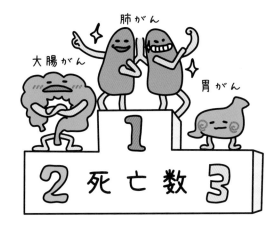

2 性　差

! POINT

男性に多い．男性は前立腺がんや大腸がん，女性は乳がん，大腸がんと，男女ともに性ホルモン依存性のがんが多くみられる．

［性別によって発生するがんに差はある？］

がんの発生数自体に性差（男女差）があり，男性

に多いです．　男性に多いがんとしては，前立腺がん，大腸がんがあります．女性に多いがんは，乳がん，大腸がんです（**図1**）．

図1 男性に多いがん，女性に多いがん

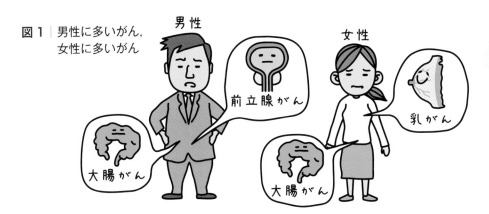

男性では前立腺がん，女性では乳がんが多いです．

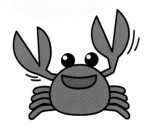

男性の前立腺がん，女性の乳がんなどの性ホルモン依存性のがんが多く，特に男性の前立腺がんが急増しています．

3 年　齢

!POINT

**老化に伴いがんができやすくなるが，遺伝的背景や
ウイルス感染によっては若い人が発症することもある．**

[年齢とがんの発生は関係がある？]

老化に伴い，がんができやすくなります．長生きするとがんに罹患し，がんによって亡くなる確率が高くなります．一方，特殊な大腸ポリープのように遺伝的な背景がある場合には，若い人でもがんを発症することがあります．また，子宮頸がんはヒトパピローマウイルス（human papillomavirus：HPV）感染によって20歳代でも生じます（**図2**）．

また，「高齢だとがんの進行は遅く，若いと進行が速い」とよく言われますが，必ずしも科学的な根拠はありません．年齢を問わず，発生したがんの性格によることがほとんどです．

[若い人のがんはなぜ大変？]

60歳までにがんを発症すると，働く世代で，なおかつ子育て中のことも多く，本人はもとより，家庭や職場に大きな影響を及ぼします．思春期・若年成人（adolescent and young adult：AYA）世代（15～39歳）のがん患者では，進学・就職・結婚・妊娠・出産・育児など，人生のさまざまな重要場面に対応しなければなりません（**図3**）．

図2｜若年者でがんが発症する要因

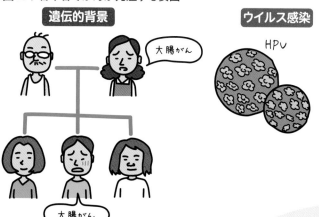

図3｜AYA世代とがん

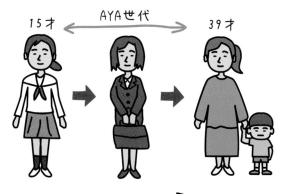

AYA世代は，進学・就職・結婚・妊娠・出産・育児などを経験することも多い年代なので，それらにどのように対応するかを考える必要があります．

がん診療連携拠点病院

がん診療連携拠点病院とは？

　がん診療連携拠点病院は，略して「がん拠点病院」ともよばれます．一定の要件を満たした病院が厚生労働省によって認められる形で指定されます．これは，がん対策基本法（2006 年，2016 年改正）とそれに基づく「がん対策推進基本計画」（2007 年第 1 期，2012 年第 2 期，2018 年第 3 期，2023 年第 4 期）によって進められており，全国どこでも質の高いがん医療を提供できるようにすること（均てん化）が目的です．

どのような役割がある？

　各都道府県にはほぼ 1 つある都道府県がん診療連携拠点病院と二次医療圏にほぼ 1 つ認められる地域がん診療連携拠点病院がお互いに協力し合って，がん医療・ケアの向上や地域住民のがんに関する啓発活動に励んでいます．

　二次医療圏内にがん拠点病院のないところでは，地域の中規模病院が実際のがん医療に大きく貢献しており，これらは地域がん診療連携協力病院として認められています．特定の領域で拠点になっている病院は，特定領域がん診療連携拠点病院とよばれます．2024 年 4 月 1 日現在で，全国でがん診療連携拠点病院は 461 ヵ所〔都道府県がん診療連携拠点病院 51，地域がん診療連携拠点病院 344，地域がん診療連携拠点病院（特例型）4，特定領域がん診療連携拠点病院 1，地域がん診療病院は 61〕指定されています．これらの拠点病院では薬物療法や放射線療法を専門とする医師が常勤でいることや，緩和ケアの充実などの要件を満たす必要があります．

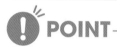

2 がんのメカニズム

がん患者と接する機会の多い皆さんは，がんについて知っていることも多いでしょう．しかし，がんとはそもそもどのような病気なのか，がんはなぜできるのかについて説明することができますか？
また，がんは浸潤・転移したり，増大すること，治療しても再発することがあることはとても有名です．それはなぜなのか，どのようなメカニズムで起こるのかについても，ここで理解しておきましょう．

1 がんとは

POINT

がんは大きく固形腫瘍と血液腫瘍の2つに分類される.

「がん」にはいくつの種類がある？

まず，がんとは，どのような疾患のことを指すのでしょうか．「がん」あるいは「悪性腫瘍」と呼ばれる疾患は，大きく固形腫瘍と血液腫瘍に分けられ，固形腫瘍はさらに上皮細胞がんと非上皮性細胞にできる肉腫に分けられます（図1）．

上皮細胞がんとは肺がんや胃がんなど，各臓器の上皮細胞に由来する，固まりを作るような悪性腫瘍です．血液腫瘍とは，白血病や悪性リンパ腫などをはじめとする血液のがんです．肉腫は，筋肉や骨などの非上皮性細胞の結合組織に発生する腫瘍です．

「がん」と「癌」の違いとは？

ひらがなの「がん」と漢字の「癌」，両方の表記を目にすることがあるかと思いますが，実は，これらは意味が少し異なります．「癌」は専門的な論文などで使われる表記のほか，上皮細胞がんを指すと考えてよいでしょう．一方，「がん」は肉腫や白血病などの血液腫瘍も含めた広い意味での悪性腫瘍のことを指します．

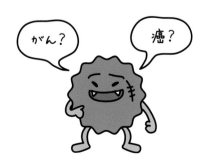

図1 | がんの分類

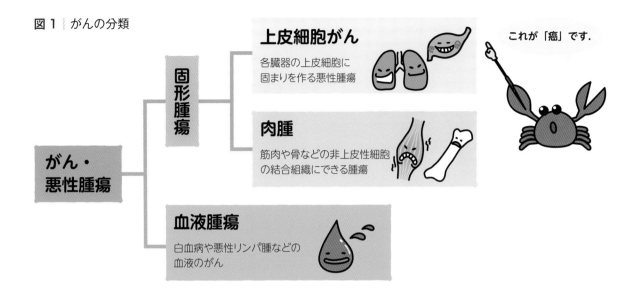

上皮細胞がん
各臓器の上皮細胞に
固まりを作る悪性腫瘍

肉腫
筋肉や骨などの非上皮性細胞
の結合組織にできる腫瘍

血液腫瘍
白血病や悪性リンパ腫などの
血液のがん

これが「癌」です.

2 がんができるしくみ

! POINT

がんの多くは遺伝子の異常によって発生する.

がんはなぜできる?

これまでの研究で,がんの多くは遺伝子の異常に
よって発生することが明らかになっています(図2).

この遺伝子によるがんの発生のメカニズムは,よく
自動車にたとえられています.アクセルに相当する
のが「がん遺伝子」で,ブレーキに相当するのが
「がん抑制遺伝子」です(図3).

図2 | 遺伝子の異常からがんが発生するしくみ

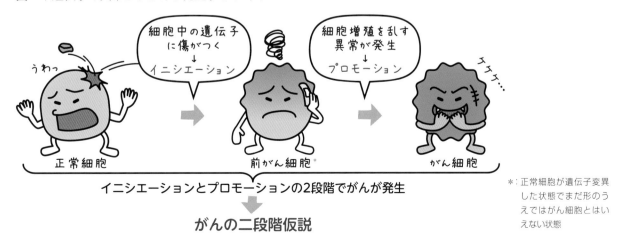

細胞中の遺伝子
に傷がつく
↓
イニシエーション

細胞増殖を乱す
異常が発生
↓
プロモーション

うわっ

正常細胞

前がん細胞*

がん細胞

イニシエーションとプロモーションの2段階でがんが発生
↓
がんの二段階仮説

*:正常細胞が遺伝子変異
した状態でまだ形のう
えではがん細胞とはい
えない状態

図3│がん遺伝子とがん抑制遺伝子

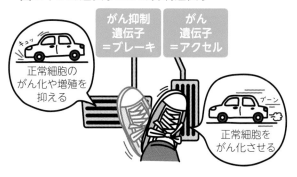

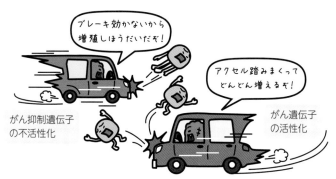

アクセルである「がん遺伝子」が異常に活性化したり，ブレーキである「がん抑制遺伝子」が不活性化すると，まるでアクセルを踏み続けたり，ブレーキが壊れた自動車のように暴走します．これががん細胞です．

遺伝子の異常はなぜ起こる？

　それでは，この遺伝子の異常はなぜ起こるのでしょうか．要因として紫外線などの外的因子が挙げられていますが，実はまだよくわからない部分が多いです．ですから，「これをしたから，あるいはこれをしなかったから，がんになった」ということは言えません．

　ただし，がんの誘因となることや危険因子はわかっているので（p.12，第1章「3. がんの誘因・危険因子」参照），それを知っていたにもかかわらず生活習慣などを変えなかったとしたら，がんになってから後悔するかもしれません．

3 がんの浸潤・転移

！POINT

浸潤はがんが周囲に直接広がる．転移はがんが離れた部位に飛ぶ．

がんと良性腫瘍は何が違う？

　がんが良性腫瘍（子宮筋腫，卵巣嚢腫など）と最も違うのは，浸潤・転移することです．良性腫瘍はたとえ大きくなっても，浸潤・転移はきたしません（**図4**）．しかし，良性腫瘍でも大きくなると周囲の臓器を圧迫したりして，症状としてあらわれることはあります．

図4│がんと良性腫瘍の違い

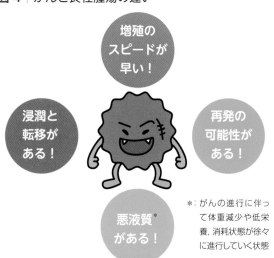

増殖のスピードが早い！

浸潤と転移がある！

再発の可能性がある！

悪液質*がある！

＊：がんの進行に伴って体重減少や低栄養，消耗状態が徐々に進行していく状態

がんの浸潤・転移とは？

「浸潤」とは，がん細胞が周囲に直接広がることです．たとえば膵がんが十二指腸に浸潤する場合などです．一方，「転移」とは離れた部位に飛ぶことです．たとえば胃がんが左鎖骨上リンパ節に転移する場合などです（これをウィルヒョウリンパ節転移といいます）（**図5**）．なお，もともとがんがあったところのことを「原発巣」といいます．

「悪性度」が高いがんとは？

このような浸潤・転移の能力の高いがんが，腫瘍として「悪性度が高い」とされています．もちろん，悪性度が高ければ急速に病気が進行します．また，がんは転移しなければ，よほど周囲に浸潤していなければ，手術などの局所治療で対処が可能です．ですから「転移を制する者はがんを制する」ともいえるでしょう．

図5 浸潤と転移

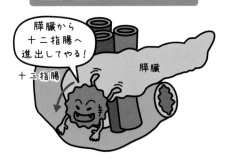
浸潤＝直接周囲に広がること

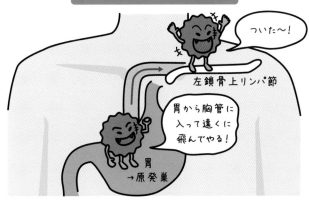
転移＝離れた部位に飛ぶこと

4 がんと血管新生

⚠️ POINT

がんは**血管内皮細胞増殖因子**を自ら分泌して，
酸素と栄養を運ぶ**血管を作り出すこと**でさらに大きくなる．

がんはどうやって大きくなる？

がんは自分に酸素と栄養を運んでくれる血管をほしがります．そのために血管新生因子である血管内皮細胞増殖因子（vascular endothelial growth factor：VEGF）を自ら作って分泌します．これに

応じて，がんの近くの血管から幼弱な血管が枝分かれしながらがんに向かって伸びていこうとします．血管を得たがんはさらに大きくなって，もっと血管をほしがり，VEGFもより多く分泌されるようになります（**図6**）．

腫瘍血管からは何がわかる？

　がんに関係した血管は腫瘍血管といい，臨床的には造影剤を使ったCT（computed tomography，コンピュータ断層撮影）やMRI（magnetic resonance imaging，磁気共鳴画像）などで造影されるかどうかで，血管の豊富な腫瘍なのか，血管に乏しい腫瘍なのかを鑑別できます．血管の豊富な腫瘍は，腫瘍に栄養を与える血管をカテーテルを使って詰まらせることでがんに栄養が行かないようにする塞栓療法が行える場合もあります（p.145，第3章「6.肝がん」参照）．

隠れた悪性度が高いがんとは？

　しかし，臨床的に腫瘍血管が少ないように見えても，悪性度が高いものもあります．たとえば膵がんは，一般に腫瘍血管が少ないにもかかわらず，悪性度の高いがんです．これはCTやMRIなどの画像診断では見えなくても，腫瘍には栄養血管が入っているのではないかと考えられています．

図6｜がんの血管新生のしくみ

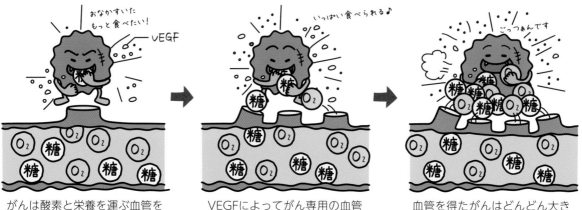

がんは酸素と栄養を運ぶ血管を得るためにVEGFを放出する．

VEGFによってがん専用の血管ができる．

血管を得たがんはどんどん大きくなる．さらに血管をほしがり，VEGFもより多く分泌される．

5 がんの再発

! POINT

取りきれない**ミクロレベルの転移**や**静止期のがん幹細胞**が時間をかけて復活する.

がんは治療してもなぜ再発する?

手術で目に見えるがんを摘出したにもかかわらず,数ヵ月〜数年後に別の臓器(肝臓や肺など)に再発が見つかることがあります.これは,手術の時点ですでにミクロレベルの小さながんが転移しており,それが時間をかけて大きくなったためと考えられます.また,乳がんなどでは骨髄に転移して休眠状態のまま10年以上経過し,その後なんらかの刺激によって増殖して,再発としてあらわれる場合があると考えられています.

しかし,薬物療法によって腫瘍が消えたと思われたときにも再発することがあります.抗悪性腫瘍薬は,血液に乗って全身に作用するので,ミクロレベルの転移にも効果があるように思われますが,なぜこのようなことが起こるのでしょう.

がん幹細胞とは?

すべての組織には「幹細胞」というものがあり,がんにも「がん幹細胞」が存在します.がん幹細胞はがん細胞の親玉のようなものですが,増殖する力は強くありません.しかし,がん幹細胞の子にあたるがん細胞は増殖する力が非常に強いです.

がん幹細胞は,増殖期と静止期をくり返しています.抗悪性腫瘍薬はがん細胞や細胞増殖期のがん幹細胞には効果がありますが,静止期のがん幹細胞には効果がありません.そのため,薬物療法期間に静止期であったがん幹細胞が治療後に増殖期を迎え,再びがん細胞が増殖するのではないかと考えられています(**図7**).

図7 | がん幹細胞と再発

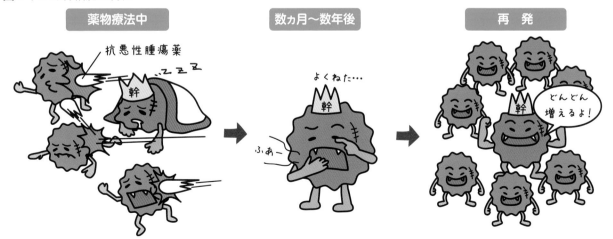

抗悪性腫瘍薬は静止期のがん幹細胞には効果がない.

静止期から目覚めたがん幹細胞は増殖期に入る.

がん幹細胞は再びがん細胞を作り,がんが再発する.

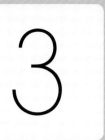

3 がんの誘因・危険因子

がんを発生させる遺伝子異常の明確な原因はまだ明らかではありませんが，誘因や危険因子となることはわかってきています．それらは疾患や生活習慣，感染症などさまざまですが，患者自身で改善したり，治療することでリスクを大きく減らすこともできます．
ぜひ，日ごろの患者指導にも役立ててください．

1 がんになりやすい疾患

! POINT

糖尿病や慢性炎症などががんのリスクを上昇させる．

糖尿病だとがんになりやすい？

　がんになりやすい疾患として糖尿病が挙げられます．国立がん研究センターによる「多目的コホート研究」によると，糖尿病の既往があると，がんのリスクは上昇するとされています（**図1**）[2]．既往だけでなく，糖尿病患者では多くのがんの発生リスクが上昇します（ただし，前立腺がんではエストロゲン活性上昇のため，発がんリスクは低下します[3]）．糖尿病の患者は感染症にかかりやすくなりますが，これは免疫能が低下しているためです．同様に，がんの発生を抑制している腫瘍免疫能も低下し，発がんにつながると考えられます．ですので，糖尿病患者は，がんが合併していないか常に注意が必要です．

図1 │ 糖尿病既往とがんとの関連

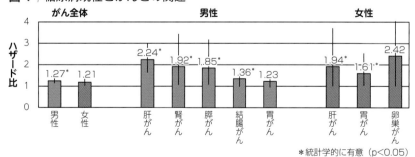

糖尿病既往なしの人を1としたときの「あり」の人のリスク（抜粋）
（国立がん研究センターによる「多目的コホート研究」：糖尿病とその後のがん罹患との関連について．2006.
https://epi.ncc.go.jp/jphc/outcome/288.html より転載）

糖尿病患者はがんを
発症していないか
注意が必要です！

慢性炎症からがんになる？

　慢性炎症も発がんの母地になります．慢性炎症は組織の破壊と再生をくり返すものですが，組織の再生の過程で，なんらかの誤ったステップが入ると異常な細胞が発生するためです（**図2**）．慢性炎症から発生するがんとしては，潰瘍性大腸炎からの大腸がん，慢性胆囊炎からの胆囊がんなどがあります．潰瘍性大腸炎では，全大腸炎型や左側大腸炎型で，活動性が高く，7年以上炎症が持続している場合に発がんの危険性が高まるとされています．

がんは予防できないの？

　もし，がんの誘因が明らかになれば，がんの予防策が確立し，がんの発生率が減るはずです．それが実現しないのは，話がそれほど単純ではないからでしょう．発がんを促進する因子と抑制する因子のせめぎ合いです．そこには遺伝的要因も関係します．

図2 | 慢性炎症からのがん化

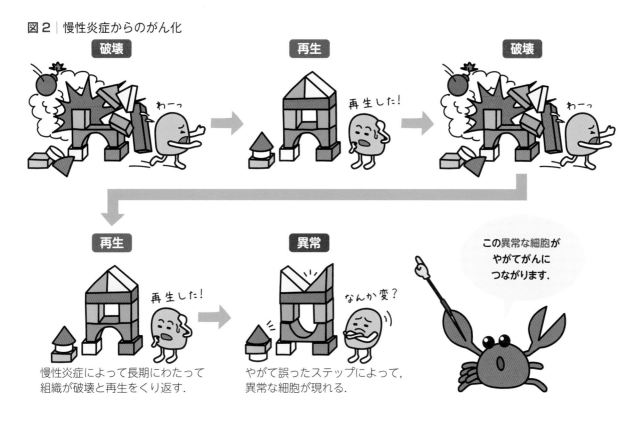

慢性炎症によって長期にわたって組織が破壊と再生をくり返す．

やがて誤ったステップによって，異常な細胞が現れる．

この異常な細胞がやがてがんにつながります．

2 生活習慣とがん

! POINT

食生活の欧米化や肥満などがリスク上昇の一因とされている.

生活習慣とがんの関係は？

近年，日本で乳がん・前立腺がん・大腸がんなどが増えているのは，食生活の欧米化が一因とされています．同時に高カロリー・高脂質な食事によって，肥満も増えていますが，肥満も発がんの危険因子になります（図3）[4].

そのほか，運動不足やストレスの多い生活も危険因子です．また，飲酒と喫煙は確実にがんの発生に影響することがわかっていますので，次ページ以降でくわしく説明します.

図3 生活習慣と発がんの関係

| | 全がん | 肺がん | 肝がん | 胃がん | 大腸がん | | 乳がん | 食道がん | 膵がん | 前立腺がん | 子宮頸がん | 子宮内膜がん | 卵巣がん |
					結腸がん	直腸がん							
喫煙	▲確実	▲確実	▲確実	▲確実	▲確実		●可能性あり	▲確実	▲確実	データ不十分	▲確実	データ不十分	データ不十分
受動喫煙	データ不十分	▲確実	データ不十分	データ不十分	データ不十分		●可能性あり	データ不十分	データ不十分	データ不十分	データ不十分	データ不十分	データ不十分
飲酒	▲確実	データ不十分	▲確実	男性 ▲ほぼ確実／女性 データ不十分	▲確実	▲確実	閉経前 ▲ほぼ確実／閉経後 データ不十分	▲確実	データ不十分	データ不十分	データ不十分	データ不十分	データ不十分
肥満	▲可能性あり（BMI 男性18.5未満女性30以上）	データ不十分	▲確実	データ不十分	▲ほぼ確実	▲ほぼ確実	閉経前 ▲可能性あり（BMI 30以上）／閉経後 ▲確実	データ不十分	男性 ▲可能性あり（BMI 30以上）／女性 データ不十分	データ不十分	データ不十分	▲可能性あり	データ不十分
運動	データ不十分	データ不十分		▲ほぼ確実	▲ほぼ確実	データ不十分	▼可能性あり			データ不十分	データ不十分	データ不十分	データ不十分

（国立がん研究センター：科学的根拠に基づくがんリスク評価とがん予防ガイドライン提言に関する研究. 2023. https://epi.ncc.go.jp/cgi-bin/cms/public/index.cgi/nccepi/can_prev/outcome/index より改変）

3 喫煙とがん

! POINT

呼吸器だけでなく，さまざまながんのリスクが上昇する！

[タバコが影響するがんとは？]

　タバコの煙はニトロソアミンなど多数の発がん性物質を含んでいます．吸い込まれた煙は口腔粘膜，咽頭，喉頭，気管支上皮だけでなく，肺から吸収され血液に乗って全身をめぐり，さらには尿になって泌尿器にまで影響を及ぼします（**図4**）．ですから，喫煙が全身において発がんの危険性を高めることはもっと一般の人にも知らせるべきです．

　また，喫煙者だけでなく，家族（特に小児）など間接喫煙となる周囲の人も大きな影響を受けます．

[どうしてもタバコをやめなきゃダメ？]

　がん予防のためには禁煙が必要ですが，実際には喫煙者はニコチン依存症になっていることが多く，なかなか禁煙できません．しかし，少なくとも周囲の人は自分の身体を守るために，できるだけタバコの煙を避けるべきです．

　「成人したらお酒とタバコが許可される」ということが，若い世代にニコチン依存症を作るのなら，これはきわめて重大なネガティブ・メッセージです．何かこれを改める方法はないものでしょうか．

図4 | 喫煙によって確実にリスクが高まるがん

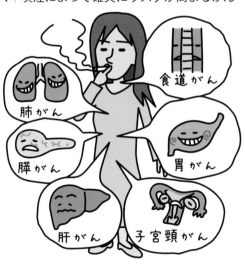

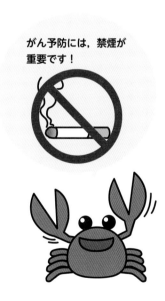

がん予防には，禁煙が重要です！

4 飲酒とがん

!POINT

食道がんは，アルコール代謝酵素の遺伝子型によって発生のリスクが異なる．

飲酒でリスクが上昇するがんとは？

飲酒というと肝臓，というイメージがありますね．しかし，肝炎ウイルス陽性の場合に肝がんの発生が増加することは知られていますが，直接的な発がん促進因子とは考えられていません．ただし，飲酒は大腸がんや食道がんの発生とは大きく関係しているとされています．

遺伝子型によって食道がんのリスクが変わる？

飲酒による食道がん発症リスクの上昇にはアルコールの分解に関わる遺伝子型が関係しています．体内でアルコールを分解してできるアセトアルデヒドの分解に関する酵素にアセトアルデヒドデヒドロゲナーゼ2（ALDH2）というものがあります．このALDH2の活性が遺伝的に低い人（一般的にはア

ルコールですぐ顔が赤くなる人）は，発がん作用のあるアセトアルデヒドが高濃度に体内に残ります．特に唾液中のアセトアルデヒド濃度が高くなり，それが食道に到達し，食道がんの危険が高まるとされています．

日本人ALDH2の遺伝子型としては，欠損なしが56％，部分欠損が40％，完全欠損が4％とされています（**図5**)[5]．一方，欧米人はほぼ100％が欠損なしです．ALDH2が完全欠損している人は飲酒すると体調が悪化するので，そもそも飲酒しないことが多いでしょうが，ALDH2部分欠損の人は顔が赤くなりながらも飲めるので，中途半端に飲酒してしまいます．これだけでも発がんの危険因子ですが，前述のような糖尿病や喫煙が加わるとさらに発がんしやすくなります（**図6**)．

図5 | ALDH2の遺伝子型と飲酒

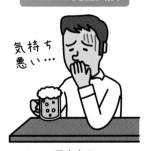
ALDH2完全欠損
気持ち悪い…
日本人の4％

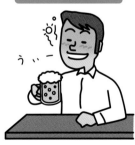
ALDH2部分欠損
うぃ〜
日本人の40％

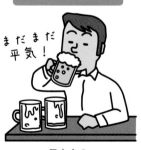
ALDH2欠損なし
まだまだ平気！
日本人の56％

ALDH2部分欠損の人は赤くなりながらも飲酒できますが，アセトアルデヒドの分解能力が低いため，食道がんの危険性が高まるといえます．

（文献5）より作成）

図6│発がんの危険因子

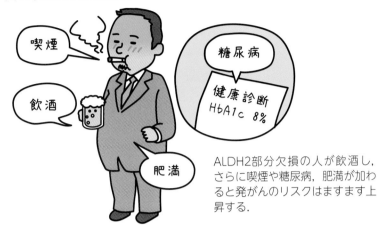

ALDH2部分欠損の人が飲酒し，さらに喫煙や糖尿病，肥満が加わると発がんのリスクはますます上昇する．

5 感染症とがん

❗POINT

胃がん，肝がん，子宮頸がんなどは感染症が大きな要因となる．

［発がんに関連する感染症とは？］

発がんに関連する感染症には，ヘリコバクター・ピロリ（ピロリ菌），肝炎ウイルス，ヒトパピローマウイルス（human papillomavirus：HPV）などがあります（**図7**）．

［ピロリ菌とがんとの関係は？］

ピロリ菌感染は，胃がんの発生を有意に高めます．ピロリ菌の感染による慢性胃炎で胃の粘膜が薄くなり（萎縮性胃炎），その後に胃がんができやすくなります．

そこで，ピロリ菌感染に対して，3種類の薬剤（内服薬）を使う「除菌療法」が行われています（**図8**）．現在は日本人に多い胃がんですが，除菌療法によって今後，胃がんが減少していく可能性が高いと考えられています．

図7│発生に感染症が関わるがん

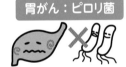
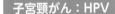
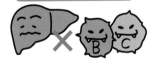
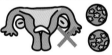

［肝炎ウイルスとがんとの関係は？］

慢性肝疾患の原因となるB型肝炎ウイルス（hepatitis B virus：HBV）や，C型肝炎ウイルス（hepatitis C virus：HCV）の持続感染は，慢性肝炎や肝硬変を経て，肝がんの原因となります（**図9**）．ですので，肝炎の予防・治療は，肝がん予防につながります．

日本でも長い間，HBVやHCV感染が原因とな

る肝がんが多くみられてきました．しかし，HBVではその感染経路の多くを占める母子感染が，出産時のワクチンや免疫グロブリンの投与で予防されるようになりました．また，HCV についても 2015 年に新規経口治療薬が承認・発売され，副作用なくほぼ 100％治癒（ウイルス消失）が得られる時代となりました．これは画期的なことです．

図8｜ピロリ菌の除菌療法

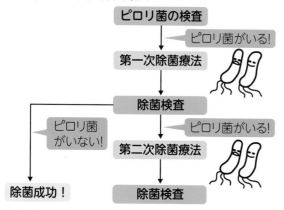

除菌療法では，2 種類の抗菌薬と，1 種類の胃酸分泌抑制薬を 1 日 2 回，1 週間服用する．

HPV とがんとの関係は？

HPV の感染は，子宮頸がんの原因となります．

予防としては HPV ワクチン（子宮頸がんワクチン）があります．これまでは 2 価および 4 価ワクチンしか使えませんでしたが，2020 年 7 月に 9 種類の HPV 感染を防ぐ 9 価ワクチンが正式に国内承認されました．安全性については，接種後の有害事象と HPV ワクチンとの因果関係は示されていません．2021 年 7 月の時点で，世界の 80 カ国以上で HPV ワクチンが承認され，先進国では 9 価ワクチンが主流となっています．

その他にはどのようながんがある？

その他，ウイルスによって発症するがんには，エプスタイン・バールウイルス（Epstein-Barr virus：EBV）によるバーキットリンパ腫・上咽頭がん・胃がんや，ヒト T 細胞白血病ウイルス 1 型（human T-cell leukemia virus type 1：HTLV-1）による成人 T 細胞白血病などがあります．

図9｜C 型肝炎から肝がんへの進行

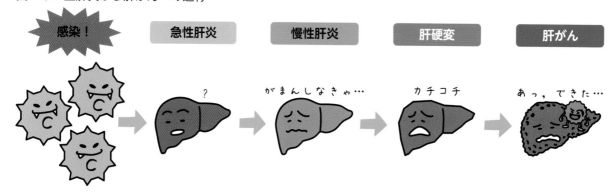

肝炎になっても自覚症状はほとんどなく，おおよそ 20～30 年かけて肝がんへと進行する．

がん検診

がん検診とは？

　がん検診とは，がんがあるかどうかを検査することです．まず，一次検診でふるい分け（スクリーニング）を行い，異常が見つかった場合には二次検診（精密検査）になります．

　検診には住民検診などの市町村の政策としての「対策型」と，人間ドックのような「任意型」があります．対策型には公的な補助金が出るので，無料または少ない自己負担額で受診することができます．

なぜ，検診が必要なの？

　検診の目的は，単にがんを早期に発見することだけではありません．その集団におけるがんによる死亡率や罹患率を低下させることが重要です．

　胃がん・肺がん・乳がん・子宮頸がん・大腸がんの5つのがんは，各検診によって早期発見し，その後に治療することで死亡率が低下するとされています（図）．日本対がん協会によると，大腸がん検診，乳がん検診をそれぞれ1万人ずつ受診すると，大腸がん17人，乳がん24人が見つかる計算となります[6]．なお，日米の検診受診率の差が指摘される

ことがありますが，たとえば乳がんの受診率は，欧米では約70〜80％であるのに対し，日本は50％に満たない状況です（2022年で47.4％）[7]．

がん検診の利点と欠点は？

　がん検診の利点は，いのちを救えること，がんの早期発見，前がん病変の発見，異常がなければ安心できることなどです．欠点としては，がん検診にも見落としはあること，慎重な判定によって不要な検査（生検などの組織検査）を結果的に受けてしまう場合もあることです．

図 検診による早期発見で死亡率が低下するがん

胃がん　　肺がん　　乳がん

子宮頸がん　大腸がん

4 治療薬の種類とその作用機序

がんの薬物療法で使われる治療薬（＝抗悪性腫瘍薬）は大きく，抗がん剤，分子標的薬，免疫チェックポイント阻害薬，ホルモン薬に分けることができます．もちろん，薬剤の特徴や作用機序はそれぞれ大きく異なります．

少し難しいですが，作用機序がわかれば，なぜがん治療で薬物療法をする必要があるのか，理解できると思いますので，頑張りましょう．

1 抗がん剤

! POINT

がん細胞の増殖を阻害することで，**がんを攻撃**する．

抗がん剤はどんな薬？

抗がん剤は「細胞障害性抗がん剤（あるいは殺細胞性抗がん剤）」ともよばれます．「細胞障害性」とは，細胞が増殖するときに行われるDNA合成や細胞分裂を阻害することです．つまり，抗がん剤とはがん細胞の増殖を阻害することで，がんを攻撃する薬剤です．

がん細胞は正常細胞に比べて増殖が早く活発なので，その分薬剤が取り込まれやすくなることを利用した治療法ともいえます．

細胞周期と抗がん剤の関係は？

抗がん剤の作用機序について理解するために，まずは細胞がどのようにして分裂しているのかについて解説します．細胞の数が増えていくためには，1つの細胞が2つに分裂する必要がありますが，この

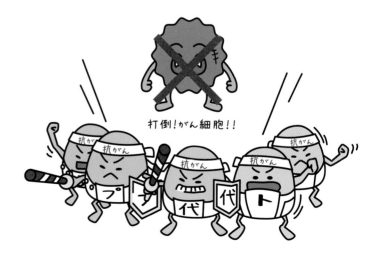

打倒！がん細胞！！

細胞分裂は，細胞周期というサイクルに従って行われます（**図1**）.

　抗がん剤はこの細胞周期において効果を発揮します（**図2**）. 抗がん剤の種類はさまざまありますが，細胞周期のうちどのポイントを阻害するかで分類することができます. 細胞分裂の前に，DNAが複製

（合成）される段階（細胞周期のS期）を阻害する薬剤と，染色体が分離し，細胞分裂が行われる段階（細胞周期のM期）を阻害する薬剤です.

　代表的な抗がん剤の種類と薬剤名を**表1**に示します. 以下では，それぞれの抗がん剤がどのようなメカニズムで効果を発揮しているのか，解説します.

図1 ｜ 細胞分裂

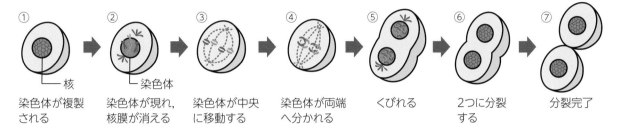

① 核　染色体が複製される
② 染色体　染色体が現れ，核膜が消える
③ 染色体が中央に移動する
④ 染色体が両端へ分かれる
⑤ くびれる
⑥ 2つに分裂する
⑦ 分裂完了

図2 ｜ 細胞周期と抗がん剤

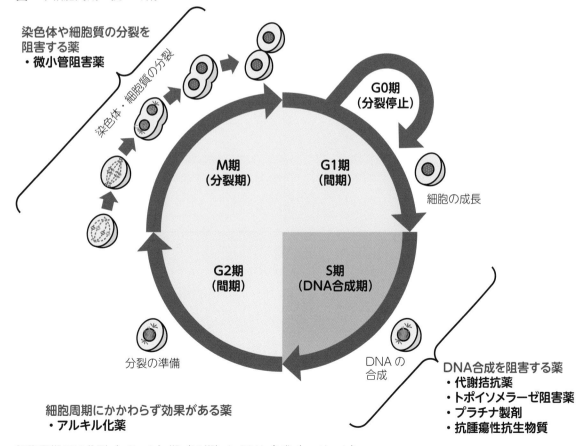

染色体や細胞質の分裂を阻害する薬
・微小管阻害薬

染色体・細胞質の分裂

G0期（分裂停止）

M期（分裂期）　G1期（間期）

細胞の成長

G2期（間期）　S期（DNA合成期）

分裂の準備

DNAの合成

DNA合成を阻害する薬
・代謝拮抗薬
・トポイソメラーゼ阻害薬
・プラチナ製剤
・抗腫瘍性抗生物質

細胞周期にかかわらず効果がある薬
・アルキル化薬

細胞周期には分裂（mitosis）期（M期）とDNA合成（synthesis）期（S期）のほか，その中間にあたる間（gap）期（G期）がある.

表 1 ｜ 抗がん剤の分類と代表的な薬剤

分類	薬剤例
代謝拮抗薬	**核酸代謝拮抗薬** フルオロウラシル（5-FU），テガフール・ギメラシル・オテラシル（ティーエスワン®など），ゲムシタビン（ジェムザール®），カペシタビン（ゼローダ®）など
	葉酸代謝拮抗薬 メトトレキサート（メソトレキセート®）など
トポイソメラーゼ阻害薬	イリノテカン（トポテシン®など），エトポシド（ラステット®など）など
プラチナ製剤	シスプラチン（ランダ®など），オキサリプラチン（エルプラット®），カルボプラチン（パラプラチン®）など
アルキル化薬	シクロホスファミド（エンドキサン®），イホスファミド（イホマイド®）など
抗腫瘍性抗生物質	**アントラサイクリン系** ドキソルビシン（アドリアシン®），エピルビシンなど
	その他 マイトマイシンC（マイトマイシン），ブレオマイシン（ブレオ®），アクチノマイシンD（コスメゲン®）など
微小管阻害薬	**ビンカアルカロイド系** ビンクリスチン（オンコビン®），ビノレルビン（ナベルビン®など）など
	タキサン系 パクリタキセル（タキソール®），ドセタキセル（タキソテール®など）

代謝拮抗薬とは？

　代謝拮抗薬とは，細胞分裂に必要な DNA を合成する材料になる核酸の構造式の一部を別の物質に置き換えた「核酸もどき」のことです．

　たとえば，消化器がんによく使われるフルオロウラシル（5-FU）は，正常の核酸であるウラシルの化学構造式の 5 番目の位置にある水素（H）をフッ素（F）に置きかえたものです．ほとんど正常のウラシルと同じなので，生体に投与されると，がん細胞は間違って食べてしまいます．しかし，「もどき」のため少し違っており，正常な DNA の合成には使うことができません．その結果，DNA が合成されず，細胞は増殖できなくなり，やがてアポトーシスとなって死滅します（**図 3**）．

図 3 ｜ 代謝拮抗薬（フルオロウラシル）の作用機序

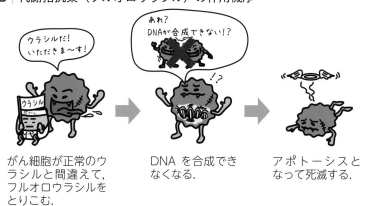

がん細胞が正常のウラシルと間違えて，フルオロウラシルをとりこむ．

DNA を合成できなくなる．

アポトーシスとなって死滅する．

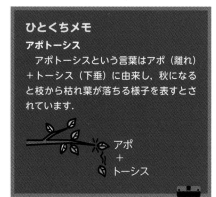

ひとくちメモ

アポトーシス

　アポトーシスという言葉はアポ（離れ）＋トーシス（下垂）に由来し，秋になると枝から枯れ葉が落ちる様子を表すとされています．

アポ
＋
トーシス

図4 トポイソメラーゼ阻害薬の作用機序

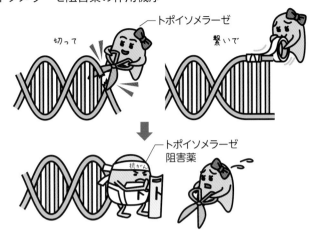

トポイソメラーゼ阻害薬がトポイソメラーゼの働き（DNA複製時に鎖を切って，まっすぐにし，またつなぎ直す役割）を阻害することで，DNAがねじれたままとなり，複製できなくなる．

図5 プラチナ製剤の作用機序

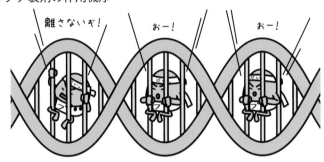

プラチナ製剤は，DNA の間に橋を架けるようにして固定し，分裂のためにほどけるのを阻止する．

トポイソメラーゼ阻害薬とは？

　トポイソメラーゼ阻害薬とは，DNA のらせん状の鎖を修復する酵素であるトポイソメラーゼを阻害して，DNA 鎖に決定的なダメージを与える薬剤です（**図4**）．

　DNA を複製するには，らせん状の鎖を一旦切って，まっすぐにする必要があります．トポイソメラーゼは DNA の鎖を切って，まっすぐにし，またつなぎ直す役割があります．トポイソメラーゼ阻害薬はこのトポイソメラーゼを阻害することで，DNA がねじれたままとなり，複製できなくするのです．

プラチナ製剤とは？

　プラチナ製剤は，細胞分裂の前に DNA のらせんの二本鎖がほどけるステップを阻害する薬剤です．

DNA の間に橋を架けるようにして分裂を阻止します（**図5**）．

　代表的な薬剤はシスプラチン（ランダ®など），カルボプラチン（パラプラチン®）などですが，どれも一般名の末尾に「プラチナ（白金）」に由来する「プラチン」が付くのも特徴です．

アルキル化薬とは？

　アルキル化薬も，DNA の間に橋を架けるようにして分裂を阻止します．プラチナ製剤と似た作用ですが，プラチナ製剤は細胞周期の S 期に特有に作用し，アルキル化薬は細胞周期に関係なく作用します．

抗腫瘍性抗生物質とは？

　抗生物質というと，抗菌薬のように感染症への治療に用いられるイメージがありますが，がん細胞に対して効果がある抗生物質もあります．この抗腫瘍

図6 微小管阻害薬の作用機序

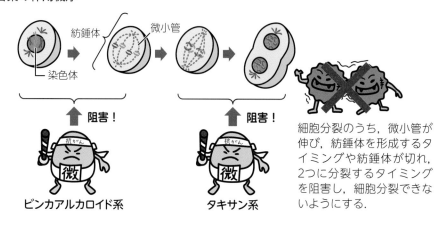

紡錘体　微小管

染色体

阻害！　阻害！

ビンカアルカロイド系　タキサン系

細胞分裂のうち，微小管が伸び，紡錘体を形成するタイミングや紡錘体が切れ，2つに分裂するタイミングを阻害し，細胞分裂できないようにする．

図7 細胞周期の早い組織に出現する抗がん剤の副作用

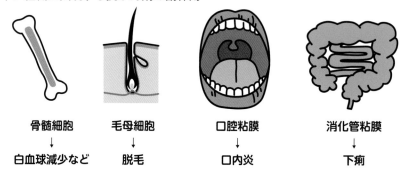

骨髄細胞　毛母細胞　口腔粘膜　消化管粘膜
↓　　　↓　　　↓　　　↓
白血球減少など　脱毛　口内炎　下痢

性抗生物質も，ほかの抗がん剤と同様に，DNA や RNA の合成を阻害することでがん細胞を死滅させます．

微小管阻害薬とは？

これまで解説してきた薬剤は細胞分裂前に DNA の合成を阻害するものでしたが，微小管阻害薬は細胞分裂そのものを阻害する薬剤です（細胞周期でいえば M 期にあたります）．細胞が分裂するときには，微小管という糸のようなものが伸びて徐々に分裂していきます．この微小管の働きを阻害する働きがあります．微小管が重合（微小管が伸びて紡錘体を形成）するのを阻害するのがビンカアルカロイド系で，微小管が脱重合（紡錘体が切れて2つに分裂）するのを阻害するのがタキサン系です（**図6**）．

抗がん剤に副作用はある？

細胞障害性抗がん剤は細胞増殖の基本的なポイントを抑制するので，理論上はさまざまながん種に有効です．また，通常の抗がん剤治療は注射または内服で投与するので，全身に広くその効果がもたらされます．

しかし，抗がん剤はがん細胞だけでなく，正常細胞も同時に傷害してしまいます．抗がん剤の副作用は，この正常細胞への影響が原因です．特に細胞増殖が盛んで細胞周期の早い組織（骨髄細胞，毛母細胞，口腔や消化管粘膜上皮など）に強い作用を示すため，白血球減少，脱毛，口内炎や下痢などが起こります（**図7**）．一方で，最近では副作用を抑えるための治療（支持療法）も日々進歩してきています（p.64，第2章「4. 支持療法」参照）．

2 分子標的薬

! POINT

がんの増殖などに関する分子を目印に, がん細胞だけを狙い撃ちにする.

分子標的薬ってどんな薬?

抗がん剤の大きなデメリットは, がん細胞だけでなく正常細胞も傷害してしまうことでした. そこで, 正常細胞を傷つけず, がん細胞のみに効果が出る薬剤が開発されました. それが, 分子標的薬です (**図8**).

分子標的薬は, 抗がん剤のように細胞の増殖そのものを阻害するのではなく, がん細胞の増殖の鍵を握る分子を抑制・制御します. 標的となる分子には, 増殖因子受容体や, 細胞内シグナル伝達因子, 血管新生因子などがあります.

分子標的薬はなぜ効くの?

分子標的薬では, 鍵と鍵穴のように, 薬剤と対象とする分子がぴったりと合う場合には劇的な効果が得られます.

がんの増殖は特定の分子 (遺伝子産物) によってほぼ決定されている場合があります. このような遺伝子のことを「ドライバー遺伝子」といいます. ドライバー遺伝子に変異があると, その遺伝子が活性化されてがんの増殖を促進します. ドライバー遺伝子変異陽性のがんは, 車のアクセルを踏み続けているような, あるいはブレーキが壊れたような暴走をします (p.6, 第1章「2. がんのメカニズム」参照).

しかし, このような遺伝子をもつ患者では, この異常な遺伝子が作るタンパクを特異的に抑制する分子標的薬を使えば, 短期間 (週単位) で腫瘍が縮小・消失します. たとえば, 肺がんで上皮増殖因子受容体 (epidermal growth factor receptor : EGFR) の遺伝子に変異があると, ゲフィチニブ (イレッサ®) のようなチロシンキナーゼ阻害薬 (後述) が効きやすくなります. その理由は, 遺伝子変異によってEGFR の (ATP 結合部位の) 3次元構造が変化し, ゲフィチニブが約20倍結合しやすくなっているからです (L858R 変異型 EGFR の場合).

図8 | 抗がん剤と分子標的薬の違い

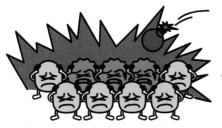

抗がん剤

がん細胞だけでなく, 正常細胞も巻き込んでしまう.

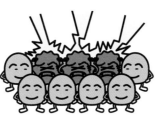

分子標的薬

がん細胞だけを狙い撃ちにする.

ひとくちメモ

ドライバー遺伝子

その名のとおり車の運転手を意味しており, 運転して直接細胞をある方向に運ぶということです. がんの場合は直接がん化に向かわせます. 一方, 乗客を意味するパッセンジャー遺伝子というものもありますが, こちらは直接がん化に関係はなく, すでにがんになっている細胞で認められる遺伝子異常のことを指します.

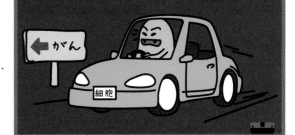

図9｜分子標的薬の作用機序

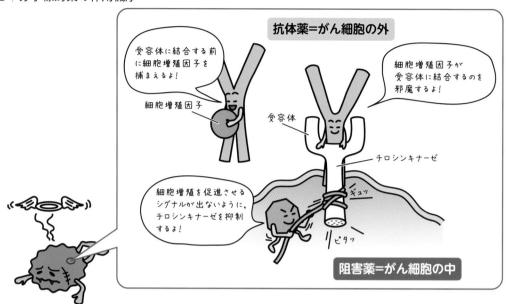

表2｜分子標的薬の分類と代表的な薬剤

分類	薬剤名
抗体薬	ベバシズマブ（アバスチン®），トラスツズマブ（ハーセプチン®），ペルツズマブ（パージェタ®），セツキシマブ（アービタックス®），パニツムマブ（ベクティビックス®），リツキシマブ（リツキサン®），ラムシルマブ（サイラムザ®）など
阻害薬	**チロシンキナーゼ阻害薬** ゲフィチニブ（イレッサ®），イマチニブ（グリベック®），ラパチニブ（タイケルブ®）など
	その他（mTOR阻害薬，プロテアソーム阻害薬など） エベロリムス（アフィニトール®），ボルテゾミブ（ベルケイド®）など

［ 分子標的薬にはどのようなものがある？ ］

　分子標的薬には，大きく分けて高分子の（サイズが大きい）抗体薬と小分子の（サイズが小さい）阻害薬があります．抗体薬は細胞の外からがん細胞を攻撃するのに対して，阻害薬は細胞内に入って増殖シグナルの各ポイントを抑制します（**図9**）．分子標的薬の分類と代表的な薬剤名を**表2**に示します．

［ 抗体薬とは？ ］

　抗体薬は，細胞増殖因子（細胞成長因子ともいいます）や細胞表面にある細胞増殖因子の受容体に対するモノクローナル抗体です．

　主な役割は細胞の外で細胞増殖因子とその受容体

ひとくちメモ

抗体薬と阻害薬の見分け方

　抗体薬と阻害薬を見分けるには，名前（一般名）の語尾に注目してみましょう．

　抗体薬は，モノクローナル抗体の英語名 "monoclonal antibody" の頭文字をとって，mab（マブ）が語尾につきます（トラスツズマブ，リツキシマブなど）．

　阻害薬は，英語名 "inhibitor" から nib（ニブ）が語尾につきます（ゲフィチニブ，イマチニブなど）．

抗体薬	阻害薬
…マブ	…ニブ

図 10 | 抗体薬の種類

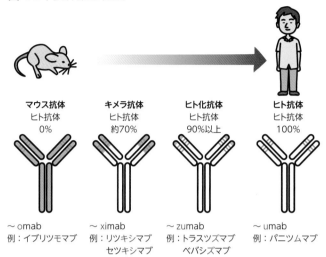

マウス抗体	キメラ抗体	ヒト化抗体	ヒト抗体
ヒト抗体 0%	ヒト抗体 約70%	ヒト抗体 90%以上	ヒト抗体 100%
~ omab	~ ximab	~ zumab	~ umab
例：イブリツモマブ	例：リツキシマブ セツキシマブ	例：トラスツズマブ ベバシズマブ	例：パニツムマブ

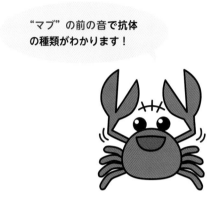

"マブ"の前の音で抗体
の種類がわかります！

が結合しないようにすることです．薬剤によって，
細胞増殖因子に結合するものや，受容体に結合する
ものがあります（**図9**）．

　なお，抗体薬はマウスから作られますが，そのまま
ヒトに投与すると激しいアレルギー反応が起きるため，
遺伝子工学的にヒトの成分に置き換えられています
（**図10**）．

阻害薬とは？

　阻害薬はそのほとんどが細胞増殖因子受容体の細
胞内成分であるチロシンキナーゼを阻害するもの
（チロシンキナーゼ阻害薬）です．

　チロシンキナーゼとは細胞増殖因子の受容体の中
にある酵素です．チロシンキナーゼは活性化すると，
細胞増殖を促進させるシグナルとなる因子を伝達し
ます．そのシグナルを受けて細胞核でDNAの合成
が始まります（**図11**）．

　チロシンキナーゼ阻害薬は小さいので，がん細胞
の中に入り込むことができ，EGFRなどの遺伝子変
異をもった受容体に結合することで，チロシンキ
ナーゼが働かないようにすることができます（**図9**）．

分子標的薬に副作用はある？

　分子標的薬は抗がん剤のように正常細胞を傷害し
ないので，多くの場合抗がん剤でよくみられる脱毛

図 11 | がん細胞内の増殖シグナル伝達機構

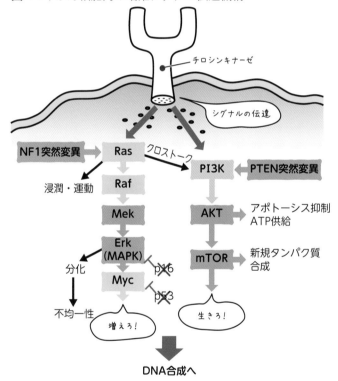

や悪心・嘔吐などは生じません．しかし，まったく
副作用がないわけではなく，手足症候群に代表され
る皮膚障害など，各薬剤でさまざまな副作用があり
ます．ただし，一部の分子標的薬においては，薬剤
による治療効果が高いほど，皮疹などが強く出ると
いうデータもあります．

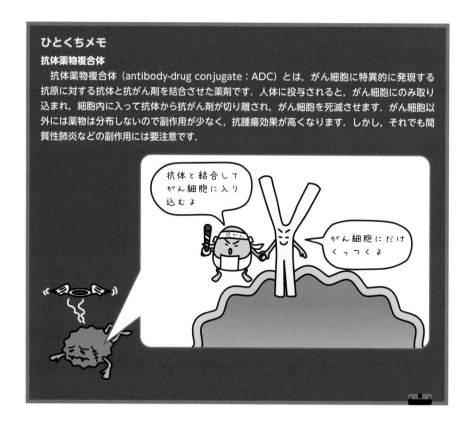

3　ホルモン療法薬

POINT

性ホルモン依存性のがんにホルモンが供給されないようブロックする.

［ ホルモン療法薬ってどんな薬？ ］

　前立腺がんでは男性ホルモンであるアンドロゲン，乳がんや子宮体がんでは女性ホルモンであるエストロゲンが，がん細胞の増殖に大きな影響を及ぼします（**図12**）．そこで，これらのがんに性ホルモンが供給されないようにするため開発されたのがホルモン療法薬です．ホルモン療法薬を用いる治療を内分泌療法ともいいます．抗がん剤のようにがん細胞を殺すのではなく，がんの発育を防ぐために行われます．

［ ホルモン療法薬にはどんな種類がある？ ］

　各ホルモンの受容体に対して，本来のホルモンよりも先にその受容体を占拠してしまう薬剤（受容体拮抗薬）や，ホルモンが作られないようにする薬剤（LH-RH アゴニスト製剤，アロマターゼ阻害薬）などがあります（**表3**）．

　以下では，それぞれの薬剤の作用メカニズムを，女性の乳がん患者におけるホルモン療法薬の用い方を例に説明していきます（**図13**）．

図12 | ホルモン療法薬を用いるがん

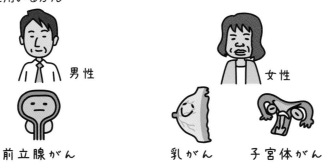

表3 | ホルモン療法薬の分類と代表的な薬剤

分類	薬剤名
抗エストロゲン薬	タモキシフェン（ノルバデックス®），トレミフェン（フェアストン®）など
抗アンドロゲン薬	ビカルタミド（カソデックス®），フルタミド（オダイン®）など
LH-RHアゴニスト製剤	リュープロレリン（リュープリン®），ゴセレリン（ゾラデックス®）など
アロマターゼ阻害薬	アナストロゾール（アリミデックス®），レトロゾール（フェマーラ®）など

図13 | ホルモン療法薬の作用メカニズム（乳がんの場合）

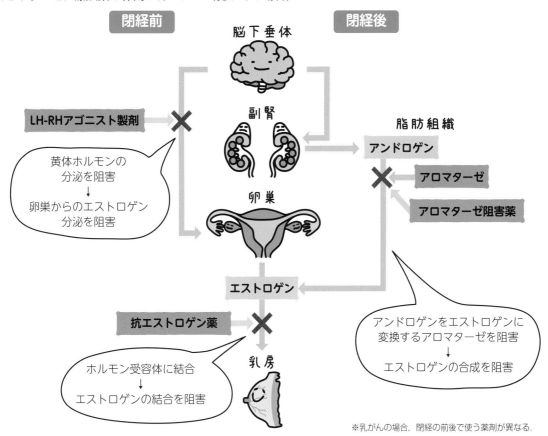

※乳がんの場合，閉経の前後で使う薬剤が異なる．

受容体拮抗薬とは？

受容体拮抗薬には，抗エストロゲン薬，抗アンドロゲン薬があります（抗アンドロゲン薬は男性の前立腺がんに用いられます）．これらの薬剤は，ホルモン受容体に結合するため，本来そこに結合すべきホルモンが結合できず，ホルモンの作用が阻害されます（拮抗的阻害）（**図13**）．女性の場合，閉経前は卵巣が働いているので，卵巣からエストロゲンが分泌されます．そこで，この作用をブロックする抗エストロゲン薬が用いられるのです．

LH-RH アゴニスト製剤とは？

LH-RH アゴニスト製剤は，正常では脳の視床下部から分泌され，脳下垂体に作用する黄体形成ホルモン放出ホルモン（luteinizing hormone-releasing hormone：LH-RH）の類似物質です．閉経前の女性は，卵巣からエストロゲンが分泌されているので，卵巣の働きを抑える必要があります．そこでLH-RH アゴニスト製剤を体外から投与すると，脳下垂体のLH-RH 受容体を占拠して，視床下部から分泌される正常な LH-RH に脳下垂体が反応しない状態を作

ります．このため黄体ホルモンが脳下垂体から分泌されなくなり，卵巣からのエストロゲン分泌が抑制されます（**図13**）．

アロマターゼ阻害薬とは？

アロマターゼ阻害薬は，副腎皮質から分泌されるアンドロゲン（女性でもアンドロゲンを分泌します）からエストロゲンに変換する酵素であるアロマターゼを阻害します（**図13**）．

閉経後は，卵巣が働いていませんが，アロマターゼによって，副腎から出るアンドロゲンがエストロゲンに合成されるようになります．そこで，このステップをアロマターゼ阻害薬がブロックします．これによって新規のエストロゲンができにくくなります．

ホルモン療法薬に副作用はある？

ホルモン療法薬は性ホルモンの分泌を止めたり，働きを阻害したりするものなので，副作用として女性の更年期のような症状（のぼせやほてり，発汗，めまいなど）や骨粗鬆症，体重増加などの副作用がみられます．また，薬剤によっては子宮体がんのリスクを増加させるものもあります．

4 免疫チェックポイント阻害薬

POINT
腫瘍免疫を抑制している作用点を解除し免疫賦活へ向かわせる画期的な薬剤．

がんの「免疫療法」とは？

増殖するがん細胞を外から薬剤で抑え込もうとする抗がん剤に対して，人間が本来持っている内因性の腫瘍免疫（がん細胞に対する免疫機構）を活性化させようとするのが免疫療法です．これまでには，いったん患者から血液を抜いて，そのなかの免疫担

当細胞（リンパ球）を活性化させ，再び患者に返す方法など，さまざまな免疫細胞療法がなされてきました．理論的には有効なようですが，実際のところは保険診療として認められるようなエビデンスがなかなか出ずに，1セットで数百万円も患者が支払うような自由診療でしか実施できませんでした．

ところが，PD-1 や PD-L1 に対するモノクローナ

ル抗体である免疫チェックポイント阻害薬（immune checkpoint inhibitor：ICI）が開発され，日本でも保険診療で使える時代になりました．PD-1 を発見したのはノーベル賞受賞者の本庶 佑先生であり，日本発の研究成果が臨床応用されています．

免疫チェックポイント阻害薬とは？

免疫チェックポイント阻害薬は，確かに腫瘍免疫能が活性化し，がん細胞を細胞傷害性 T 細胞が攻撃してくれるので「免疫療法」といえるのですが，その作用機序はこれまでの免疫細胞療法とはまったく異なり，腫瘍免疫を抑制している作用点を解除し，免疫賦活へと向かわせる画期的薬剤です．

そもそもがん領域における「免疫チェックポイント」とは，腫瘍免疫を制御している重要なポイントを指します．リンパ球の一種である T 細胞にはがん細胞を攻撃する免疫監視機能があり，その表面には，がん細胞を認識するための PD-1 という分子があります．対するがん細胞上には，PD-1 と結合することで T 細胞の働きを抑制しようとする PD-L1 という分子があります．この結合が免疫チェックポイントです．免疫チェックポイントよって，T 細胞が活性化されず，がん細胞は免疫監視機能から免れてしまうのです．

この PD-1 に対するモノクローナル抗体である抗 PD-1 抗体が免疫チェックポイント阻害薬の一つで

す．免疫チェックポイント阻害薬は T 細胞にある PD-1 とがん細胞上にある PD-L1 の結合を阻害することで，T 細胞の抑制が解除され，本来の腫瘍免疫能を発揮させるものです（**図 14**）．ですので，免疫チェックポイント阻害薬は，いわば「分子標的免疫療法」ともいえるでしょう．

どのようながんに使われる？

抗 PD-1 抗体のニボルマブ（オプジーボ®）が悪性黒色腫（メラノーマ）で著効を示すことがわかり，2014 年，根治切除不能な悪性黒色腫の治療薬として，世界に先駆けて日本で承認されました．さらに 2015 年には，切除不能な進行・再発非小細胞肺がんでも承認されました．

免疫チェックポイント阻害薬は，現在では，肺がんのほか，食道がんや胃がん，乳がん，肝がんなど，多くのがん種に対する使用が承認されています．また，2018 年には高頻度マイクロサテライト不安定性（microsatellite instability high：MSI-H）を病理組織で示す固形がんであれば，臓器・がん種を問わず，免疫チェックポイント阻害薬が保険診療で使えるようになりました．MSI-H 陽性の固形がんはがん全体の数％しか存在しませんが，一般的に抗がん剤への感受性が低いとされているため，免疫チェックポイント阻害薬が使えることで，治療に希望の光が見えてきました．

図 14｜免疫チェックポイント阻害薬の作用機序

がん細胞はT細胞を抑制しようとする

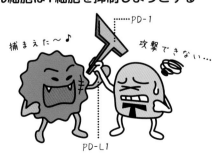

しかし，免疫チェックポイント阻害薬を使うと…

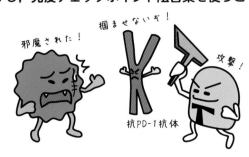

免疫チェックポイント阻害薬はどこがすごい？

　これまでは，進行・再発がんにおいて，抗がん剤を用いた薬物療法を行う主な目的は QOL の良い延命でした．つまり，完治はほぼ諦め，QOL を良好に保って生存期間を延ばすことを目標にするものです．しかし，免疫チェックポイント阻害薬はそれ以上を目指します．

　免疫チェックポイント阻害薬の特徴は，約 10～30％の確率で進行がんが完治するという夢のようなことが起こることです．

　しかし，どのような患者に有効なのか，いまのところまだ明らかではありません．がん組織中の PD-L1 の発現が高い患者に有効である可能性が示唆されていますが，確定的ではありません．また，非常に薬価が高いので，今後は事前の検査で対象を選択して使われるようになるでしょう．

免疫チェックポイント阻害薬に副作用はある？

　免疫チェックポイント阻害薬の副作用として，免疫関連有害事象（immune-related adverse events：irAE）があります．頻度が高いものでは，大腸炎・神経障害・甲状腺機能障害・肝機能障害などがあり，頻度は低いが重篤なものでは，1 型糖尿病・下垂体機能障害・副腎機能障害などがあります．

ひとくちメモ

サイトカイン療法

　その他の薬物療法として，インターフェロンやインターロイキン -2 などを利用したサイトカイン療法があります．インターフェロンには直接的な抗腫瘍効果がありますが，インターロイキン -2 は免疫調整薬と位置付けられています．しかし，近年は分子標的薬や免疫チェックポイント阻害薬によって，これらのサイトカイン療法ががん治療に用いられることはまれになりました．

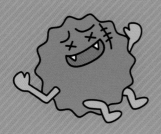

第 **2** 章

がんの診断と治療・支持療法と緩和ケア

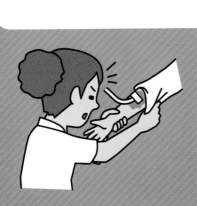

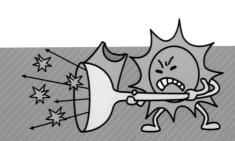

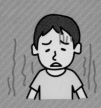

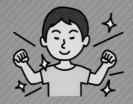

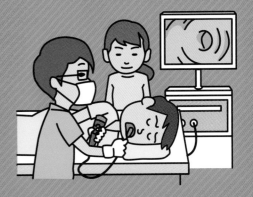

1 がんの診断

がんの診断とは「がんかどうか」を調べるだけではありません．がんがどのくらい進行しているかや患者が治療に耐えられる状態であるのかなども，併せて評価していく必要があります．

効果的な治療計画を立てるためには正確な診断が不可欠です．そこで，血液検査や画像診断などを駆使して診断を進めます．

1 血液検査

! POINT

腫瘍が産生する物質を腫瘍マーカーとして血液中から検出する．

腫瘍マーカーはどのように使われる？

がんの診断で用いられる血液検査で代表的なものは，血清腫瘍マーカーの検査です．いわゆる「腫瘍マーカー」とは，この血清腫瘍マーカーのことを指します．腫瘍マーカーとは，腫瘍が産生するさまざまな物質を血液中から検出するものです（**図1**）．もっとも，腫瘍がある程度大きくならなければ血液中にその物質の量が反映されないため，小さな腫瘍の検出には適していません．したがって，がんの早期診断に腫瘍マーカーを用いることは勧められません．しかし，巨大な腫瘍や，いろいろな場所に転移している状態では，腫瘍マーカーは著明に高値となります．特に血流の豊富な肝臓に転移すると，腫瘍マーカー値は著増します．

また，治療前後の数値の差を調べることでその治療の効果がわかります．これを「治療のモニタリン

図1 | 部位別の腫瘍マーカー

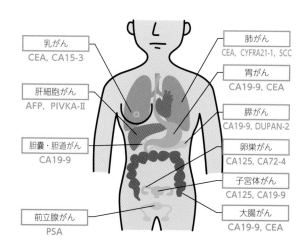

乳がん
CEA, CA15-3

肝細胞がん
AFP, PIVKA-Ⅱ

胆嚢・胆道がん
CA19-9

前立腺がん
PSA

肺がん
CEA, CYFRA21-1, SCC

胃がん
CA19-9, CEA

膵がん
CA19-9, DUPAN-2

卵巣がん
CA125, CA72-4

子宮体がん
CA125, CA19-9

大腸がん
CA19-9, CEA

グ」といいます．たとえば，腫瘍に対する治療を行った後，腫瘍マーカーの数値が低下すれば，治療の効果が現われたということになります．

その他には血液検査で何がわかる？

がん患者の血液検査を行うと，乳酸脱水素酵素（lactate dehydrogenase：LDH），アルカリホスファターゼ（alkaline phosphatase：ALP），血清カルシウム（Ca），赤血球数，白血球数など，一般的な血液・生化学検査で用いられる項目で異常値が出ることがあります（**図2**）．これらはすべて，がん細胞が出す物質が直接的あるいは間接的に関与しています．

がん細胞が出す物質によって起こる症状や所見を腫瘍随伴症候群と呼びますが，これらの数値の動きが腫瘍の動向を反映し，「腫瘍マーカー」としてモニタリングに使える場合があります．

図2 血液・生化学検査で異常値となる項目

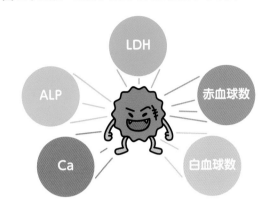

LDH ALP 赤血球数 Ca 白血球数

2 画像診断

❗ POINT

各検査の用途・特徴にあわせて使い分ける．

X線検査の特徴は？

X線検査は，比較的簡単に行える検査だということもあり，多くのがん検診などでも用いられています（**図3**，**表1**）．たとえば，乳がん検診で用いられるマンモグラフィは乳房専用のX線検査です．また，肺がんでは，胸部X線検査が診断のきっかけとなることもあります．

ただし多くの場合，X線検査では「そこに何かがある」ということはわかっても，それががんかどうかを確定することはできません．そこで，何か異常な所見があった場合には，CTやMRIなどの画像診断を追加し，最終的に病理検査で確定診断を行います．

図3 がん検診にX線検査を用いるがん種

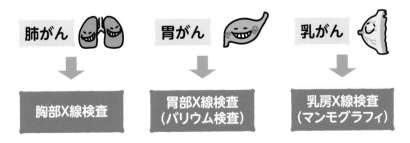

肺がん → 胸部X線検査

胃がん → 胃部X線検査（バリウム検査）

乳がん → 乳房X線検査（マンモグラフィ）

超音波検査の特徴は？

画像診断のなかで，X線検査に次いで最も手軽で患者に負担の少ない検査は超音波（エコー）検査です（**表1**）．プローブを使って対象に超音波を当て，その跳ね返りを映像化します（**図4**）．放射線を用いないため，被曝の問題がなく，くり返し使用することができます．超音波検査の特徴は，身体に負担をかけずに内臓（特に肝臓・胆嚢・膵臓・脾臓・腎臓など）や太い血管をリアルタイムで観察できることです．さらにエコーガイド下に（エコーをしながら）臓器の生検も行えます（後述）．

超音波検査ではさまざまな臓器を診ることができますが，特にがんの多い消化器系では，超音波検査を駆使できる臨床医は患者の強い味方です．

CT の特徴は？

CT（computed tomography，コンピュータ断層撮影）は全方位からX線を照射することで，身体の断面像を見ることができます（**図5**，**表1**）．客観性に優れ，短時間に生体情報が得られる画像診断です．造影剤を静脈内注射しながら撮影する造影CT検査は，腫瘍や血管の状況などが鮮明にわかる有用な検査です．造影効果により，血管との関係や腫瘍内の血流状況が明確になるので，がんが疑われたときのほか，がんの確定診断後にもがんの正確な広がりや転移の状況を知りたいときに造影CTを行います．

かつては造影剤によるアレルギーなどが懸念されていましたが，最近の造影剤はアレルギーや悪心・嘔吐などはほとんどなく，安全に使用できます．そのため，腎機能低下などの条件がなければ，まずは造影CT検査が推奨されます．

図4｜超音波検査のしくみ

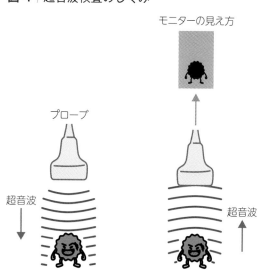

モニターの見え方

プローブ

超音波

超音波

プローブを使って対象に超音波を当て，その跳ね返りを映像化する．

図5｜CTのしくみ

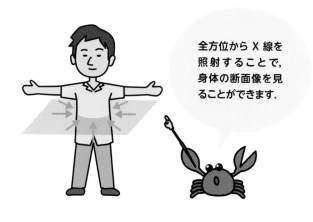

全方位からX線を照射することで，身体の断面像を見ることができます．

MRI の特徴は？

MRI（magnetic resonance imaging，磁気共鳴画像）検査は，身体の周囲に大きな磁場を作ることで，生体内の水素原子の存在とその量を知る方法です（**図6，表1**）．MRI 検査の特徴は，水分（血液や外分泌液も含む）を鋭敏に描出できることです．たとえば，胆管・膵管などでも造影剤なしで明瞭に描出します．従来，内視鏡的逆行性胆道膵管造影（endoscopic retrograde cholangiopancreatography：ERCP）でしか描出できなかった胆管・膵管も，MRI（この場合，ERCP を意識して MRCP と呼びます）で，患者に負担をかけることなく，描出できるようになりました．

また，血管との関係や腫瘍内血流を調べるには造影 MRI が必要です．特に乳がんの診断には MRI は感度が高く，過敏症などの特殊な事情がない限りはルーチンで造影 MRI を行います．

PET-CT の特徴は？

PET-CT（positron emission tomography-CT）とは，放射性同位元素であるフッ素18（^{18}F）で標識したブドウ糖（fluorodeoxyglucose：FDG）を静脈内注射すると，糖代謝が活発な腫瘍組織に FDG が集積することを応用した画像検査です（**図7，表1**）．

FDG の集積度（standardized uptake value：SUV 値，画像で計測される放射能濃度を投与量と体重で補正した定量値）で腫瘍の増殖能を推測しますが，糖代謝の活発な脳と，排泄路である腎盂・尿管・膀胱では正常でもブドウ糖が集積するので，判定できません．

PET-CT の大きなメリットは，全身を1回の検査で探索できることです．ただし，病理学的にがんの確定診断がなされないと，PET-CT は保険診療で実施できません．

内視鏡検査の特徴は？

いわゆる「胃カメラ」などに代表される検査です．胃や大腸，気管支，胆道などさまざまな「管」の臓器にファイバースコープを挿入し，その内側を観察します（**図8，表1**）．ファイバースコープを使って臓器を直接観察することができるほか，最近では粘膜の表面に現れていない血管なども観察することができるので，小さながんを早期発見することに優れています．また，観察するだけでなく，病理検査を行うために病変部の一部をその場で採取することもできます（生検）．特徴は精密なカラー画像で，最近では顕微鏡レベルの拡大画像も描出可能となっています．

ただし，いずれの臓器の場合でも，検査前には飲

図6｜MRI のしくみ

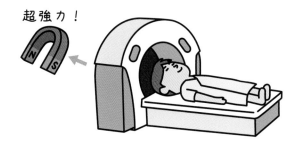

超強力な磁気によって，体内の水素原子に共鳴現象を起こさせることで，反応する信号を撮影・画像化する．

図7｜PET-CT のしくみ

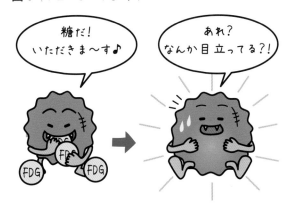

がん細胞が放射性同位体で標識された糖（FDG）を食べることで，がんのある場所に放射線が多く検出され，がんの場所や大きさがわかる．

食は禁止です．

超音波内視鏡検査の特徴は？

　内視鏡のファイバースコープの先端に超音波装置をつけた超音波内視鏡（endoscopic ultrasonography：

EUS）も開発されています．胃の粘膜下腫瘍や膵腫瘍の観察，さらに，細径針をスコープの先端から出して超音波画像を見ながら生検（細胞診）することもできます（p.39 参照）．

図8｜内視鏡検査

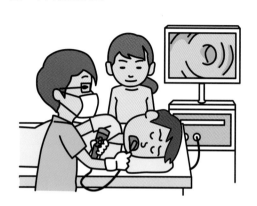

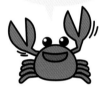

臓器を直接見ることができるのは，内視鏡検査の大きな強みです！

表1｜画像診断の特徴とメリット・デメリット

検査法	特　徴	メリット	デメリット
X線	対象にX線を当て，その透過度の違いを利用して内部を撮影	検査時間が短い	X線のみで診断を完結させることは難しい
超音波	対象に超音波を当て，その跳ね返りを映像化	手軽で安全，くり返し行える 放射線被曝がない	術者の技術に左右される（客観性がやや低い）
CT	全方位からX線を照射することで，身体の断面像を撮影	検査時間が短い 客観性が高い	腎機能の低下している患者では造影剤を使えない
MRI	大きな磁場を作り，水分（血液や外分泌液も含む）の存在とその量を映像化	放射線被曝がない 他の検査とは異なる情報が得られる	検査に時間がかかる 体内に金属などが埋め込まれている場合には禁忌
PET-CT	放射性同位元素で標識したブドウ糖を静脈内注射し，糖代謝が活発な腫瘍組織へのブドウ糖の集積度で腫瘍の増殖能を推測	一度で全身を検査できる がんの増殖活性がわかる	病理的にがんと診断された後でないと保険適用にならない 実施可能な施設が限定される
内視鏡	管腔臓器にスコープを挿入し，その内側を観察	臓器を直接観察できる 生検ができる	患者の負担が大きい
超音波内視鏡	スコープの先端につけられた超音波装置で深部を観察する	粘膜下の病変や隣接する臓器を観察できる 生検（細胞診）ができる	術者の技能に依存する 時間がかかる 実施可能な施設が限定される

3 病理検査

POINT

生検組織をもとに**確定診断**を行う．**治療方針の決定**に役立つ．

病理検査って？

通常，がんは生検（針や局所切除によって組織を採取すること）組織などを病理診断することで確定診断がなされます．臨床検査技師が採取された臓器や組織の顕微鏡標本を作成し，それを病理医が見て，診断を下します．

病理検査で何がわかる？

病理検査によって組織の分化度（分化度が低いほうが進行が早い）や細胞のホルモン受容体，がん細胞の増殖能力を示す MIB-1 指数（Ki-67 標識率）などがわかり，治療方針の決定に役立ちます．また，手術中の迅速病理診断は手術術式の決定に大きな影響を及ぼします（**図9**）．

また，これまでは膵がんなどの組織を採取するのは非常に困難でしたが，近年は超音波内視鏡下吸引生検（endoscopic ultrasound-guided fine needle aspiration：EUS-FNA）が普及し，治療前に病理組織を知ることが一般的になりつつあります（**図10**）．

図9 術中迅速病理診断

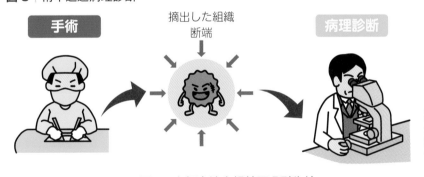

摘出した組織の断端にがん細胞がいないか，**手術中に**病理医が確認する．

図10 超音波内視鏡下吸引生検

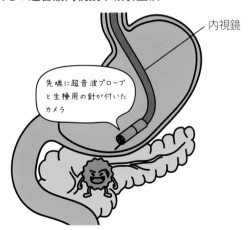

内視鏡

先端に超音波プローブと生検用の針が付いたカメラ

4 ステージ分類

！POINT

がんの進行度は，腫瘍径あるいは深達度・リンパ節転移・遠隔転移の程度によって決まる．

ステージとは？

よく耳にする「ステージ」とは，一言でいえば，がんの進行度のことです．「病期」ともいいます．一般に腫瘍径あるいは深達度（T因子）・リンパ節転移（N因子）・遠隔転移（M因子）の程度によって，ステージが決まります（TNM分類）（**図11**）．ただし，臓器によってステージ分類の決め方が異なります．また，国際分類であるUICC分類と日本におけるステージ分類との整合性が問題になる場合もあります．

T因子，N因子，M因子のそれぞれの進行度はT1やN2のように数字を付けて表します．数字が大きいほど進行度も大きいです．また，一般的にステージはI〜Ⅳで表されますが，さらに細かく分類されるときは，IA，ⅢBのようにアルファベットが後ろに付きます．

ステージはどのように決められる？

ここでは，大腸がんを例に挙げてみましょう．**表2**に大腸がんのTNM分類とステージ分類を示しました[1]．

表のうち，縦はT因子，つまり腫瘍がどこまで深く進んでいるかを示しています（**図12**）．最も進行度の小さいTisは腫瘍が大腸の粘膜内にとどまっている状態です．一方，最も進行度の大きいT4bは腫瘍が大腸の外側の表面を飛び出し，他の臓器に広がっている状態です．

横はN因子，つまりリンパ節転移の数を示しています．リンパ節転移がない状態はN0で4個以上の転移がみられる状態はN2です．横には遠隔転移を示すM因子もありますが，これは転移があるか，ないかということなので，転移があればM1とみなされます．

そして，これらのT因子とN因子，M因子のクロスしたポイントが，がんのステージです．

図11 | TNM分類

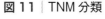

T：tumor
腫瘍径あるいは深達度

N：(lymph) node
リンパ節転移

M：metastasis
遠隔転移

3つを組み合わせてステージを判断！

表2 ｜ 大腸がんのステージ分類

遠隔転移		MO				M1		
						M1a	M1b	M1c
リンパ節転移		N0	N1 (N1a/N1b)	N2a	N2b，N3	Nに関係なく		
壁深達度	Tis	O						
	T1a・T1b	I	Ⅲa			IVa	IVb	IVc
	T2			Ⅲb				
	T3	Ⅱa						
	T4a	Ⅱb		Ⅲc				
	T4b	Ⅱc						

【T】壁深達度

Tis：癌が粘膜内にとどまり，粘膜下層に及んでいない．

T1：癌が粘膜下層までにとどまり，固有筋層に及んでいない．

　T1a：癌が粘膜下層までにとどまり，浸潤距離が 1000 μm 未満である．

　T1b：癌が粘膜下層までにとどまり，浸潤距離が 1000 μm 以上であるが固有筋層に及んでいない．

T2：癌が固有筋層まで浸潤し，これを越えていない．

T3：癌が固有筋層を越えて浸潤している．

　漿膜を有する部位では，癌が漿膜下層までにとどまる．

　漿膜を有しない部位では，癌が外膜までにとどまる．

T4：癌が漿膜表面に接しているかまたは露出，あるいは直接他臓器に浸潤している．

　T4a：癌が漿膜表面に接しているか，またはこれを破って腹腔に露出している．

　T4b：癌が直接他臓器に浸潤している．

【N】リンパ節転移

N0：リンパ節転移を認めない．

N1：腸管傍リンパ節と中間リンパ節の転移総数が 3 個以下．

　N1a：転移個数が 1 個．

　N1b：転移個数 2〜3 個．

N2：腸管傍リンパ節と中間リンパ節の転移総数が 4 個以上．

　N2a：転移個数が 4〜6 個．

　N2b：転移個数が 7 個以上．

N3：主リンパ節に転移を認める．下部直腸癌では主リンパ節および / または側方リンパ節に転移を認める．

【M】遠隔転移

M0：遠隔転移を認めない．

M1：遠隔転移を認める．

　M1a：1 臓器に遠隔転移を認める（腹膜転移は除く）．

　M1b：2 臓器以上に遠隔転移を認める（腹膜転移は除く）．

　M1c：腹膜転移を認める．

（大腸癌研究会編：大腸癌取扱い規約 第 9 版．p.10-11，15，19，金原出版，2018 より改変）

図12 ｜ 大腸がんのT因子

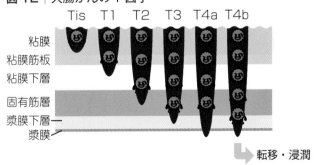

5 PS（performance status）

！POINT

薬物療法を行う際には PS の評価が必須である.

【PS とは？】

PS（performance status）とは「全身状態」のことです．このPSは薬物療法の可否を決める際に極めて重要です．つまり，全身状態がよくない（＝PSが悪い）ということは，薬物療法を受けられる状態ではない，ということを意味しています．

米国の ECOG（Eastern Cooperative Oncology Group）による PS の簡潔な定義を**表3**に示します．

また，ECOG の定義のほかに，カルノフスキー指数（Karnofsky performance status：KPS）が用いられることもあります．KPS は患者の生活能力を0～100％の11段階に分類したものです．100％が正常で，数値が下がるごとに全身状態は悪化していきます．

表3 ｜ PS の指標

0	発症前と同じ日常生活が制限なく行える．
1	激しい活動は制限されるが，歩行可能で，軽作業は可能である．
2	歩行可能で，身のまわりのことはできるが，作業は不可能で，日中の50％以上はベッド外で過ごす．
3	限られた身のまわりのことしかできず，日中の50％以上をベッドか椅子で過ごす．
4	身のまわりのことは全くできず，完全にベッドか椅子で過ごす．

数字が大きいほど
全身状態は悪化し
ていきます．

6 バイオマーカー

！POINT

がん細胞の遺伝子などを調べることで治療効果や予後，副作用を予測することができる.

【バイオマーカーって？】

バイオマーカーとは，「バイオ＝生物の」と「マーカー＝指標」の合成語です．特に医学・生物学では，生体の情報を表す指標を意味します．腫瘍分野でのバイオマーカーとしては，たとえば治療効

果の予測因子，予後予測因子，副作用発現の予測因子などがあります（図13）（その他，細胞増殖能の指標として組織中 Ki-67 陽性率なども挙げられます）.

これまでは手探り状態だったものが，高い確率で効果・予後・副作用が予測できるようになったので，このようなバイオマーカーから得られる情報は大変貴重です．たとえば，がんは細胞がもつ遺伝子の異常で発生することは，第1章「2. がんのメカニズム」（p.6）で解説しましたが，さまざまなバイオマーカーのうち，がん細胞のどの遺伝子に異常があるのかを調べることで，その遺伝子変異をもつがんに効果が期待できる分子標的薬を選ぶことができたり，治療薬を使ったときに，どの程度副作用が出るのかを知ることができます．

バイオマーカーで薬が効くかどうかがわかる？

治療効果予測に有用な遺伝子検査には，「効果が出る」タイプを調べる検査と「効果が出ない」タイプを調べる検査があります．たとえば，肺腺がんで *EGFR* 遺伝子変異が陽性の場合，EGFR 阻害薬であるゲフィチニブ（イレッサ®）やエルロチニブ（タルセバ®）が，*ALK* 融合遺伝子が陽性の場合，ALK 阻害薬であるクリゾチニブ（ザーコリ®）やアレクチニブ（アレセンサ®）が奏効します．一方，大腸がんで *KRAS* 遺伝子に変異がある場合，セツ

キシマブ（アービタックス®）やパニツムマブ（ベクティビックス®）などの抗 EGFR 抗体薬は奏効しません（図14）.

バイオマーカーで予後がわかる？

予後予測のバイオマーカーの例としては，腎細胞がんのリスク分類に用いられる予後不良因子が挙げられます．①カルノフスキー指数が80%未満，② LDH が正常上限値の1.5倍を超える，③補正カルシウム値が 10 mg/dL を超える，④ヘモグロビン値（Hb 値）が正常下限値未満，⑤腎細胞がんの診断から治療開始まで1年未満，の5つです．このうち，LDH，補正カルシウム値，ヘモグロビン値な

図13 ｜ バイオマーカーでわかること

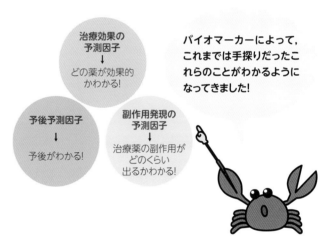

図14 ｜ 遺伝子検査による治療効果予測

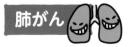

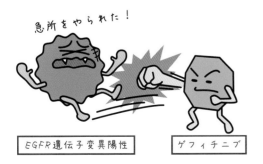

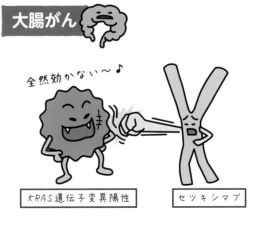

どを腎細胞がんの予後予測のバイオマーカーとしてよいでしょう（図15）.

バイオマーカーで副作用がわかる？

副作用予測のバイオマーカーには，抗がん剤であるイリノテカン（トポテシン®, カンプト®）の副作用を予測できる血中 *UGT1A1* 遺伝子多型があります（図16）. *UGT1A1* 遺伝子に変異があると，イリノテカンの代謝が遅延します. すると，血中に長時間イリノテカンの活性代謝物である SN-38 が残り，重大な副作用が出るのです.

UGT1A1 は SN-38 をグルクロン酸抱合して，解毒する酵素です. UGT1A1 には遺伝子多型がありますが，特に，*6（＊は変異型を意味します）と *28 の両方が変異しているホモ接合体（*6/*6 あるいは *28/*28 のように同じ変異が共存するタイプ）であれば，必ずイリノテカンの投与量を減量して投与

するなどの注意が必要です. ヘテロ接合体（*6/野生型あるいは *28/野生型のように一方は野生型で正常）でも慎重な対処が必要です.

図15 │ 腎細胞がんの予後予測バイオマーカー

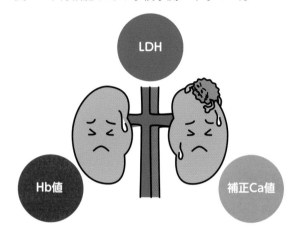

図16 │ *UGT1A1* 遺伝子変異によるイリノテカンの副作用予測

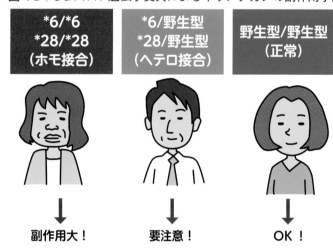

UGT1A1 遺伝子変異のうち, *6, *28 がある場合には, イリノテカンの投与には注意が必要です.

7 がんゲノム医療

！POINT

がん細胞に**特徴的な遺伝子異常**を見つけて，**新たな治療薬**を見つける医療.

がんゲノム解析で何がわかる？

　ゲノムとは私たちの体を構成する細胞の完全な遺伝子情報です. がんゲノムはがん細胞の遺伝子情報であり，生検や手術で得られる細胞から抽出したDNA，あるいは血液中のDNAを解析することががんゲノム解析です. この解析によって，がん細胞にどのような特徴的な遺伝子異常があるかが明らかになり，その遺伝子異常に対応できる薬剤が見つかる可能性が出てきます.

どのように治療に結びつく？

　具体的には，ゲノム解析の結果を専門家の会議（エキスパートパネル）にかけ，現実に使える薬剤があるかを決めます（**図17**）. エビデンスが明らかになっている標準治療をできる限り実施し，それでもがんの増殖を制御できない段階で，がんゲノム解析が「がん遺伝子パネル検査」として保険適用されたのが2019年6月でした. ゲノム解析しなければわからなかった遺伝子異常が見つかり，それに対応できる分子標的薬が存在する場合，新たな治療に結びつきます.

図17 がんゲノム医療の流れ

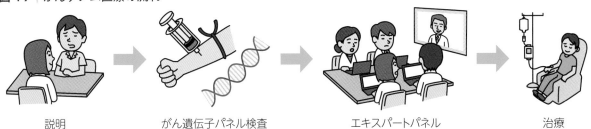

説明　　　　　　がん遺伝子パネル検査　　　　エキスパートパネル　　　　治療

がんの診断に関するケアのポイント

腫瘍マーカーだけでがんの診断はできません！

　腫瘍マーカーが高値だからといって，必ずしもがんであるとは限りません．逆に，がんでも腫瘍マーカーが全く正常なこともあります．特にがん治療中や治療後の患者では，腫瘍マーカーのわずかな上昇で，がんが再発したり増悪したのではないかと不安になることもあります．そのようなときは，患者の不安を受け止めながらも，きちんと説明をしていきましょう．

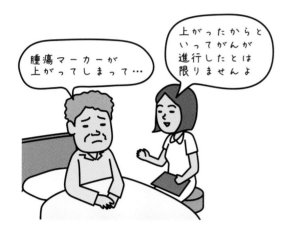

食事や薬のチェックも忘れずに！

　消化器の画像検査では直前の食事（たとえば午前中の検査であれば朝食）を摂らないように念を押して，確認します．その場合，内服薬を与薬するかどうかも医師に確認のうえ，患者に伝えます．なお，高血圧の場合は，朝の降圧薬を服用してきた方がよい場合が多いです．

内視鏡検査は怖くない！

　内視鏡検査に苦手意識をもつ患者も多いです．そこで患者には，内視鏡検査を怖がらなくてもよいことを優しく説明しましょう．検査前は緊張をやわら

MRI 検査では金属に注意！

　MRI では大きな磁気が発生するため，金属が引きつけられたり，電子機器が故障するおそれがあります．特に心臓ペースメーカーなどを使用している場合，誤作動を起こすこともあり，原則禁忌となっているので，必ず確認しましょう．

　また，検査前には，時計やアクセサリー類などをすべて外しているかも確認が必要です．

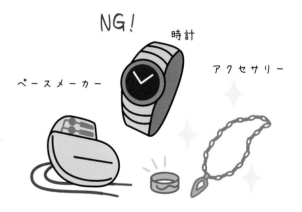

げ，検査中は患者の状態をよく観察しながら，検査がスムーズにできるように，そして検査後はねぎらいの言葉をかけましょう．

内視鏡の取り扱いは慎重に！

　内視鏡の機器（特に先端部）は繊細なので，慎重に取り扱いましょう．また，肝炎ウイルスなどの感染症をもつ患者に使用する場合の取り扱い方法についても確認しておきましょう．

　内視鏡検査をする医師は，内視鏡画像を見ながら生検のタイミングを図りますが，看護師も同じ画像を見ながら迅速に医師の指示に沿って動けるように検査の流れを確認しておきます．

臨床試験

臨床試験とは？

　臨床試験とは，新しい薬や新しい治療・診断法を評価するための方法であり，ヒトでの有効性と安全性を評価することです．臨床試験には，新しい医薬品・医療機器として厚生労働省から製造・販売の承認を得るために行われる治験と，医師・研究者主導臨床試験があります．治験は，主に製薬企業が医師に依頼して実施する場合と，医師主導の場合があります．一方，医師・研究者主導臨床試験は，薬物療法以外に，手術や放射線療法などとの組み合わせも考慮し，より実際の診療に役立つような治療法を評価することが多いです．

がんの臨床試験はどのように行われる？

　がんの臨床試験（図）[2] は第I相（フェーズ1），第II相（フェーズ2），第III相（フェーズ3）の3段階を経て行われます（第IV相が行われる場合もあります）．第I相試験の目的は，どのくらいの投与量であれば耐えられるのかを探ることです．第II相試験では，安全性と有効性を評価します．第III相試験では，新規薬剤を現在の標準治療と比較・検証します（第IV相では，より多くの患者について長期の安全性を評価します）．なお，第II相試験ではランダム化（無作為）割り付けをする場合としない場合があるほか，プラセボ（偽薬）を対照とした二重盲検でない，オープンラベルの試験もあります．

　このような臨床試験によって，標準治療（その時点で保険診療によって実施できる最高の治療法）が決まります．新規薬剤が臨床試験で従来の標準治療より有効で安全であれば，新規薬剤が新しい標準治療となります．そして，この臨床試験の結果が科学的根拠（エビデンス）になります．

図 ｜ 新規がん治療法の開発のための臨床試験の流れ

第I相（フェーズ1）
がん種を問わず，少数の患者さんが参加します．
段階的に投与量を増やしていき，薬の安全性の確認，有効で安全な投与方法などを調べます．

第II相（フェーズ2）
がん種や病態を特定し，第I相（フェーズ1）よりも多い数の患者さんが参加します．
前の段階で有効で安全と判断した投与方法を用い，薬の安全性と有効性を確認します．

第III相（フェーズ3）
より多くの患者さんが参加します．
新しい薬や治療法が従来の薬や治療法（標準治療）と比べ，安全性や有効性の面で優れているかどうかをランダム化比較試験で確認します．ランダム化比較試験では治療効果を客観的に評価するために，新しい薬や治療法で試験をするグループと，従来の薬や治療法（標準治療）で試験をするグループとで，患者さんを無作為（ランダム）に分けて試験を行います．そのため，患者さんが新しい薬や治療法を希望したとしても，実際に試験を受けられるかどうかはわかりません．

（国立がん研究センターがん情報サービス：研究段階の医療（臨床試験，治験など）詳細情報，2020.
https://ganjoho.jp/med_pro/cancer_control/medical_treatment/ct/ct_details.html より）

2 がんの治療① 局所療法

がんの治療法のうち，がんのある場所をピンポイントに治療するのが局所療法です．

局所療法には，外科手術・放射線療法・内視鏡治療があります．

いずれの治療法も，単独で行う場合には，遠隔転移のないことが条件ですが，進行がんの場合でも，薬物療法と組み合わせた治療を行うことも多いです．

1 外科手術

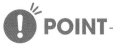POINT

がんを全て切除できれば，最も確実な治療法.

外科手術とは？

病変部を外科的に切除してしまう治療法です．固形がんに関していえば，手術が安全に行われ，かつ切除断端が陰性であることを病理検査で確認できれば，最も確実で長期予後が期待できる治療法です（図1）．

どのがん種で行われる？

特に，胃がん・大腸がん・乳がんでは外科手術を行う割合が高いです．一方，肝がんでは肝硬変の合併例，膵がんでは進行による切除不能例が多いため，手術を行う割合は低いです（図2）．

図1｜がんの切除

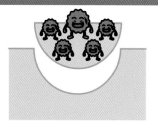

手術でがん細胞が取りきれて，切断面が陰性（がん細胞が残っていない）
→長期予後が良い！

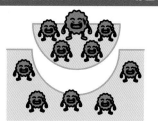

手術でがん細胞が取りきれず，切断面が陽性（がん細胞が残っている）
→再発のリスクが高い！

図2│外科手術が多いがん，少ないがん

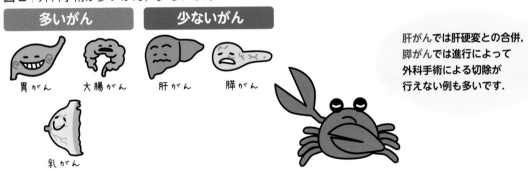

多いがん　少ないがん

胃がん　大腸がん　肝がん　膵がん

乳がん

肝がんでは肝硬変との合併，膵がんでは進行によって**外科手術による切除が行えない例も多いです．**

どんな方法がある？

　従来は開腹・開胸手術が行われていましたが，肉体的負担が大きいことや，術後合併症などが問題となっていました．そこで近年では，ミニ切開や内視鏡を用いた手術，さらに前立腺がんではロボット手術が行われるなど，より身体への侵襲が少ない方法が開発されるようになりました．ロボット手術は骨盤腔などの狭い空間でも可能であり，大きなモニター画面で複数の医師や看護師が手術の状況を観察できます．

　また，たとえば胃の手術では，通常の上部消化管内視鏡と腹腔鏡を組み合わせて，胃や十二指腸の粘膜下腫瘍などの切除を行う，腹腔鏡・内視鏡合同手術（laparoscopy endoscopy cooperative surgery：LECS）も，限られた施設ですが，行われています．

　腹腔鏡下手術をさらに進化させたものがロボット手術です．高性能カメラで見ながらロボットアームを術者がコンソールという場所に座って操作します（**図3**）．手術器械の関節機能により人間の手では届かないような狭い部位でも正確に手術ができます．腹腔鏡下手術とほぼ同じ大きさの傷でよいうえに手振れがなく，繊細な操作ができるので，術後の合併

図3│ロボット手術

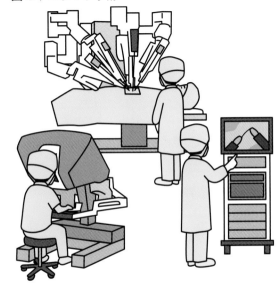

症が減少します．ただ，1時間程度手術時間が長くなる傾向があります．ロボット手術が健康保険の適用となるがん種は，肺がん・縦隔悪性腫瘍・食道がん・胃がん・結腸がん・直腸がん・膵がん・子宮体がん・前立腺がん・腎がん・膀胱がんなどです（2024年5月現在）．

2 放射線療法

! POINT

病変部に照射する．他の治療法と組み合わせることも多い．

放射線療法とは？

放射線を照射することで細胞の DNA に傷害を与え，腫瘍を壊死させることを目的としています．治療の際は，正常細胞へのダメージを少なくするため，少しずつ何回かに分けて放射線を照射します（分割照射）．これは，放射線をがん細胞に照射すると，がん細胞に小さな傷がつき，それをくり返すことで，修復力の弱いがん細胞は死滅していきますが，正常細胞は放射線を照射されても小さな傷ならば短時間で修復できるので，死滅することはないためです（**図4**）．

どのがん種で行われる？

口腔がん，頭頸部がん，肺がん，食道がんや子宮頸がんなどで多く用いられます．特に，根治的な放射線療法としては喉頭がんなどが良い適応となり，

ほかの治療が全く不要で完治してしまうこともあります．一方，胃がんや大腸がんでは，有効性が低いことや放射線性胃腸炎（粘膜炎）などの有害事象が多いことからあまり行われません（**図5**）．

どのように用いられる？

病変部に放射線を照射します．術前治療として施行された場合，腫瘍の縮小や浸潤の軽快があれば，切除が可能になったり，手術における患者への負荷（侵襲）が減ります．薬物療法と放射線療法を併用する化学放射線療法も，肺がんや食道がんなどでしばしば施行されます（**図6**）．

その他，がんの骨転移による疼痛緩和のために，放射線療法を用いることもあります．治療効果が非常に高く，ときには進行がんの患者でも大量の疼痛緩和薬（オピオイドなど）が不要になることもあります．

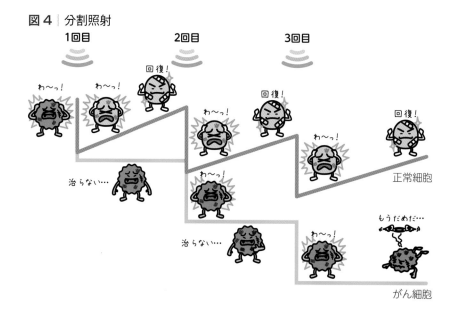

図4 分割照射
1回目　2回目　3回目
回復！
わ～っ！　わ～っ！　回復！　わ～っ！　回復！
治らない…　正常細胞
わ～っ！
治らない…　もうだめだ…
わ～っ！
がん細胞

図5 放射線療法の有効性が高いがん，低いがん

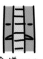

有効性が高いがん
口腔がん　頭頸部がん
肺がん　食道がん　子宮頸がん

有効性が低いがん
胃がん　大腸がん

放射線療法は
がん種によって
有効性に大きな
違いがみられます.

図6 化学放射線療法

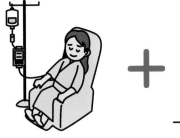
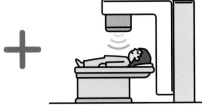

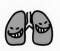

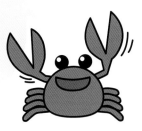

化学療法（薬物療法）　＋　放射線療法

食道がん　肺がん
頭頸部がん　子宮頸がん
などでよく行われます.

薬物療法と放射線療法を組み合わせる!

3 内視鏡治療

! POINT

早期の胃がん・大腸がんではメリットが大きい.

内視鏡治療とは？

　内視鏡とともに専用ナイフなどを入れ，臓器の内側からがんを切除する治療法です. 皮膚切開がなく，病変部のみを切除することができるので，身体への侵襲がとても小さく，回復も早いのが大きなメリットです.

どのように用いられる？

　内視鏡による病変部の切除には，内視鏡的粘膜切除術（endoscopic mucosal resection：EMR）と内視鏡的粘膜下層剥離術（endoscopic submucosal dissection：ESD）の2つの方法があります（**図7**）.
　EMRは，病変部の下に生理食塩水など（色素を

図7｜EMR と ESD

EMR

❶
病変部

病変部の下に生理食
塩水などを注入し，
がんを浮き上がらせる.

❷
スネア

浮き上がった根元に
スネアを掛ける.

❸
スネアをしぼり，高
周波電流を流し，切
除する.

❹
出血や切除した状態
を観察する.

ESD

❶
切除範囲のマーキン
グをする.

❷
病変部の下に生理食
塩水などを注入し，が
んを浮き上がらせる.

❸
ITナイフ
マーキングした範囲
より，外側の粘膜を
切る.

❹
はぎ取るように病変
部を切除し，出血や
切除した状態を観察
する.

混ぜることもあります）を注入して病変を含めた領域を隆起させ，ループ状のワイヤー（スネア：もともとは「わな」を意味します）をかけ，ワイヤーをしぼり高周波電流を通電し，焼き切ります.

ESD は，EMR が困難な部位やより大きながんに用います. IT ナイフ（insulation-tipped diathermic knife）が最も使われています. IT ナイフの先端にはセラミックの球体がついています. ESD の手技は，まず病変部を浮き上がらせ，その周囲の粘膜を切開し，粘膜下層を直接観察しながら，IT ナイフで少しずつ剥離して切除します.

どのがん種で行われる？

早期の胃がん・大腸がんが適応となります（**図8**）. 特に胃がんの場合は，「潰瘍のない，あるいは3cm以下で潰瘍を有する分化型粘膜内がん」が，内視鏡治療の絶対的適応病変とされています.

図8｜内視鏡治療が適応となるがん

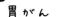
胃 が ん　　大 腸 が ん

いずれも
早期のがん
であることが
条件です.

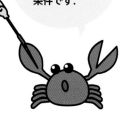

4 ラジオ波焼灼療法

❗ POINT

電極針を腫瘍に**直接穿刺**し，通電して熱を発生させ，腫瘍を焼いてしまう治療法．

［ ラジオ波焼灼療法とは？ ］

ラジオ波焼灼療法（radiofrequency ablation：RFA）とは，エコーガイド下に電極針を腫瘍に直接穿刺し，通電して熱を発生させ，腫瘍を焼いてしまう治療法です（**図9**）．ラジオ波とは，AMラジオの周波数に近い約450 kHz高周波のことで，電気メスにも使用されています．

［ どのがん種で行われる？ ］

多くは肝細胞がんに対する局所療法として行われ，手術療法に匹敵する生命予後が期待できます．また，大腸がんの肝転移に対しても用いられることがあります．しかし，腫瘍に直接穿刺することから腫瘍の播種や出血などの合併症が報告されており，経験数の多い施設で慎重に実施されるべき治療法でもあります．

図9 ｜ ラジオ波焼灼療法

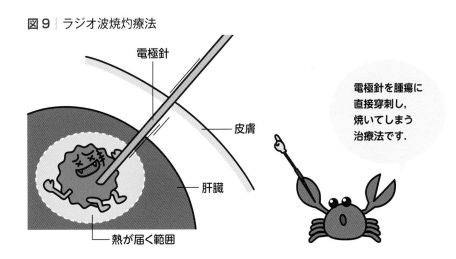

電極針を腫瘍に
直接穿刺し，
焼いてしまう
治療法です．

がんの局所療法に関するケアのポイント

【術後合併症を見逃さない！】

　術後は深部静脈血栓症や出血，腸閉塞などさまざまな合併症が起こるリスクがあります．

　バイタルサインやドレーンの排液，疼痛の有無，創の状態など，しっかりとアセスメントするようにしましょう．

【放射線皮膚炎に注意！】

　放射線療法では，放射線皮膚炎などの有害事象が発生することがあるので，スキンケアなどの指導が必要です．

　また，口腔がんや咽頭がんでは，口腔乾燥や粘膜炎などを引き起こすことがあります．口腔内の清潔を保ち，必要ならば保湿剤を用いるなどの口腔ケアを指導します．

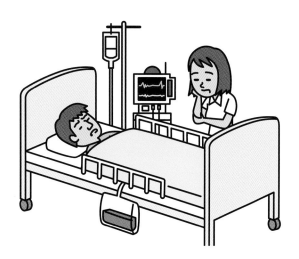

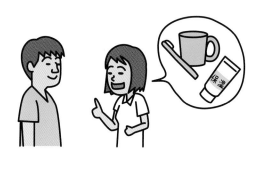

【内視鏡治療は術前・術後の確認が大切！】

　内視鏡検査のケアのポイント（p.46，第2章「1.がんの診断」参照）に加えて，術前には口腔内病変（歯科的問題を含む）や内服薬の確認（特に血液凝固に関連する薬剤）などに注意が必要です．

　治療後は，悪心・嘔吐や腹痛がないか，血便・黒色便などがないか注意するように患者に伝えます．

内視鏡治療後に注意！

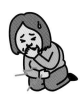

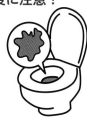

悪心・嘔吐，腹痛　　　血便・黒色便

がんリハビリテーション

がんリハビリテーションとは？

　リハビリテーション（rehabilitation）は，「re ＝ 再び」と「habilis ＝適した」を語源とする単語で，再び適した状態になること，すなわち失われた機能を再度獲得すること（機能回復）です．英語では rehab と略されることもあります．

　がんリハビリテーション（がんリハ）は，がんそのものあるいはその治療に伴う障害からの機能回復を図るアプローチです．がんそのものによる障害には，骨転移や神経障害などがあります．治療に伴う障害としては，術後の機能障害（頭頸部がん術後の嚥下障害や発声障害，開胸術後の呼吸器障害など），薬物療法後の末梢神経障害や廃用症候群，放射線療法後の神経障害や嚥下障害などがあります．また，終末期にも QOL の向上を目的として行われます．

がんリハを行うときの注意点は？

　現在では，入院中から積極的にがんリハを行うようになっています．しかし，リハを行う際には，全身状態（心肺系の状況や胸水・腹水の量などを含む）や血液生化学的検査の結果，骨病変の有無，意識レベルなどに注意が必要です．なお，日本癌治療学会のがん診療ガイドラインのなかにもリハビリテーションの項目がありますので，参考にしてください（http://jsco-cpg.jp/rehabilitation/）．

　また，がんリハの開始・継続には，主治医・看護師・リハビリスタッフの連携・協力が大切です．特に，がんリハ中の状態把握には，患者の状態を日々観察している看護師の役割が大きいです．入院中に歩行訓練に取り組む患者や，その指導・補助をしているリハビリスタッフの姿を見ると感動します．

3 がんの治療② 全身療法（薬物療法）

 手術や放射線療法などの局所療法は病変のある場所をピンポイントに治療しますが，抗がん剤治療をはじめとする薬物療法は全身に効果をもたらす治療法です．
がん種や進行度に応じて薬剤の種類や量，タイミングなどを使い分けています．

1 薬物療法とは

! POINT

抗がん剤，分子標的薬，ホルモン療法薬，免疫チェックポイント阻害薬などを用いた治療．

どんな治療？

がんの薬物療法とは，文字通り薬物を用いた治療です．多くは，いわゆる「抗がん剤治療」のことをさしますが，その他にも 21 世紀に入って発達した分子標的薬や免疫チェックポイント阻害薬，性ホルモン依存性腫瘍である乳がんや前立腺がんに使うホルモン療法薬なども含まれています（図1）.

また，これらの治療薬に加え，がんそのものや治療に伴うさまざまな症状を和らげるための薬剤（鎮痛薬や制吐薬など）を用いることも広い意味での薬物療法といえるでしょう．

薬物療法の長所は？

手術や放射線療法などの局所療法は，ピンポイントな病変部の治療は得意です．しかし，転移してい

図1 | 薬物療法の種類

> 抗がん剤
>
> 分子標的薬
>
> ホルモン療法薬
>
> 免疫チェックポイント阻害薬

る場合には，局所療法では目に見えない小さな転移をすべて取り除くことはできません．一方，薬物療法は全身に治療薬を行きわたらせることができるため，全身のがん細胞を一斉に攻撃することができます．

2 薬物療法のタイミングと目的

❗ POINT

術前，術後，進行・再発期に行われ，それぞれ目的が異なる．

薬物療法はいつ行われる？

固形がんの場合では，薬物療法は外科手術の前，外科手術の後，進行・再発期の3つのタイミングで行われます．それぞれのタイミングで治療の目的は異なります（図2）．

術前薬物療法の目的は？

術前薬物療法は，手術の前に薬物療法を行うことで腫瘍を縮小させ，手術による負担を軽くすることを目的としています．もちろん腫瘍が縮小すれば，切除範囲も小さくなるため，たとえば乳がんでは乳房温存にもつながります．また，治療薬に対する反応（効くかどうか）もわかるため，再発予防に使う薬剤選択の参考にすることもできます．

術後補助薬物療法の目的は？

術後補助薬物療法は，再発予防が目的です．仮に手術で病巣を切除し，断端が陰性であったとしても，すでに目に見えないくらい小さながん細胞が別の臓器に転移していることもあります．そこで，再発リスクが高い場合には，術後に薬物療法を行うことで目に見えないがん細胞を根絶させるのです．

進行・再発期の薬物療法の目的は？

進行・再発期の薬物療法は，延命や症状緩和が目的です．根治はほぼ不可能ではありますが，薬物療法を行うことで，進行を遅らせることができるため，延命につながります．また，腫瘍が縮小すれば，腫瘍の拡大によって発現していた症状が緩和することもあります．

図2 | 薬物療法を行うタイミングと目的

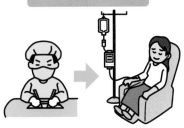

術前薬物療法

・手術の前に薬物療法を行う
・腫瘍を縮小させ，手術による負担や切除範囲を軽減する

術後補助薬物療法

・手術の後に薬物療法を行う
・目に見えないがん細胞を根絶して，再発を予防する

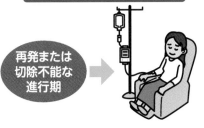

進行・再発期の薬物療法

再発または切除不能な進行期

・進行・再発期に行う
・進行を遅らせたり，腫瘍を縮小させて，症状を緩和する
・QOLの良い延命を目的とする

3 薬物療法の適応

PS が良好で，臓器の機能が保たれていることが条件.

薬物療法を行える条件は？

薬物療法の適応となるのは，全身状態（performance status：PS，p.42，第2章「1.がんの診断」参照）が良好で，肝臓・腎臓などの重要な臓器の機能が保たれている場合です．適応にならないのは，全身状態（PS）が悪い（たとえば寝たきり状態になっているような）場合や，肝機能障害による黄疸がみられるなど，種々の臓器機能障害がある場合です（**図3**）．もちろん，がんの告知が適切になされ，患者が治療方針に同意していることは最低条件です．

図3 | 薬物療法の適応

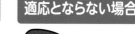

適応となる場合　　適応とならない場合

   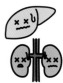

PS が良好　　臓器の機能が保たれている　　PS が不良　　臓器機能障害がある

4 投与方法

内服や点滴で行われる．特に抗がん剤は**取り扱いに注意**が必要.

投与経路は？

治療薬は，内服か注射（点滴）で投与されます（薬剤によっては皮下注射や筋肉内注射の場合もあります）．点滴による投与は，かつては入院して行わなければなりませんでしたが，現在では，多くの施設で外来で行えるようになりました（外来化学療法）．

投与するときの注意点は？

治療薬は「レジメン」という計画書どおりに投与していかねばなりません．

また，薬剤を点滴で投与するために調製することをミキシング（mixing）といいますが，ミキシングから投与までに時間制限がある薬剤や，光に当たると薬剤が変質してしまうため，点滴バッグやルートを遮光する必要がある薬剤，ルートから有害物質が溶け出すことがあるため，投与器材に制限がある薬剤などもあります．

　また，薬物療法で使われる薬剤には催奇形性や発がん作用のあるものも多く含まれます（**表1**）．投与量ミスなどの誤投与は絶対に起こさないよう，きちんとチェックを行うことはもちろんですが，医療者にとっても不要な曝露を防がなくてはなりません．また，正常細胞に対しても強い傷害作用がある薬剤のなかには，皮膚に触れたり，血管外漏出（点滴漏れ）を起こすと炎症を起こしたり，なかには壊死を起こし，潰瘍など重篤な皮膚障害につながるものもあります（**図4**）．いずれにせよ，抗がん剤の取り扱いには細心の注意が必要です（詳しくはp.62のケアのポイントを参照）．

表1 | IARC 発がん性リスク分類に基づく抗がん剤

グループ1 ヒトに対する発がん性が認められる	グループ2A ヒトに対する発がん性がおそらくある	グループ2B ヒトに対する発がん性が疑われる
エトポシド・シスプラチン・ブレオマイシン3剤併用，シクロホスファミド（エンドキサン®），ブスルファン（ブスルフェクス®，マブリン®），メルファラン（アルケラン®），タモキシフェン（ノルバデックス®）	アザシチジン（ビダーザ®），カルムスチン（ギリアデル®），シスプラチン（ランダ®），プロカルバジン（塩酸プロカルバジン）	ストレプトゾシン（ザノサー®），ブレオマイシン（ブレオ®），マイトマイシンC（マイトマイシン），ミトキサントロン（ノバントロン®）

IARC：International Agency for Research on Cancer，国際がん研究機関

図4 | 組織傷害のある抗がん剤と危険度

危険度

高 ← → 低

起壊死性抗がん剤
（vesicant drug）
少量の漏出でも強い痛みと腫脹，水疱，壊死などの皮膚障害や潰瘍形成を起こしうる

抗腫瘍性抗生物質
ドキソルビシン（アドリアシン®），ダウノルビシン（ダウノマイシン®），エピルビシン，イダルビシン（イダマイシン®），アムルビシン（カルセド®），ミトキサントロン（ノバントロン®），マイトマイシンC（マイトマイシン）など

微小管阻害薬
ビンクリスチン（オンコビン®），ビンブラスチン（エクザール®），ビンデシン（フィルデシン®），ビノレルビン（ナベルビン®），パクリタキセル（タキソール®），パクリタキセル注射剤（アルブミン懸濁型）（アブラキサン®），ドセタキセル（タキソテール®）など

炎症性抗がん剤
（irritant drug）
漏出部の局所に発赤などを起こすが，壊死や潰瘍形成にはほぼ至らない

代謝拮抗薬
フルオロウラシル(5-FU)，ゲムシタビン（ジェムザール®）など

トポイソメラーゼ阻害薬
イリノテカン（トポテシン®，カンプト®），エトポシド（ベプシド®，ラステット®）など

プラチナ製剤
シスプラチン（ランダ®），カルボプラチン（パラプラチン®），ネダプラチン（アクプラ®）など

アルキル化薬
シクロホスファミド（エンドキサン®），イホスファミド（イホマイド®），ダカルバジン（ダカルバジン）など

抗腫瘍性抗生物質
アクラルビシン（アクラシノン®）など

非壊死性抗がん剤
（non-vesicant drug）
漏出してもほぼ炎症症状は起こさない

代謝拮抗薬
シタラビン（キロサイド®），エノシタビン（サンラビン®），L-アスパラギナーゼ（ロイナーゼ®）など

抗腫瘍性抗生物質
ペプロマイシン（ペプレオ®）など

5 レジメンとは

!**POINT**

投与する**薬剤の種類や量**，**期間**，**手順**などを時系列で示した計画書．

[レジメンって何？]

　レジメンとは，投与する薬剤の種類や量，期間，手順などを時系列で示した計画書のことです．ちょうど料理のレシピのようなもので，薬品が材料，投与方法が調理手順に相当します（**図5**，**図6**）．また，がん種ごとに主なレジメンが決まっています．

図5 │ レジメンとは

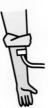
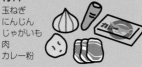
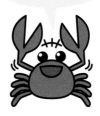

AC療法

薬剤
ドキソルビシン
シクロホスファミド

投与方法
ドキソルビシン
60 mg/m² 点滴静注，
day1，シクロホス
ファミド 600 mg/m²
点滴静注，day1 を
3 週間を 1 サイクル
として 4 サイクル施行

カレーの作り方

材料
玉ねぎ
にんじん
じゃがいも
肉
カレー粉

調理手順
玉ねぎ 1 個，にんじん 1 個，
じゃがいも 3 個，肉 100 g
を一口大に切る
炒めたら，水を入れて 30 分
煮込む
カレー粉を入れて，
さらに煮込む

薬品を材料，投与
方法を調理手順と考えると
わかりやすいです．

図6 │ レジメンの読み方

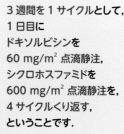
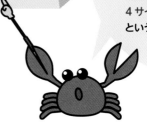

	月	火	水	木	金	土	日
	1 投与	2	3	4	5	6	7
	8	9	10	11	12	13	14
	15	16	17	18	19	20	21
	22 投与	23	24	25	26	27	28
	29	30	31				

3 週間
＝1 サイクル
↓
4 サイクル
くり返す

【AC療法】
ドキソルビシン
60 mg/m² 点滴静注，day1，
シクロホスファミド
600 mg/m² 点滴静注，day1
を 3 週間を 1 サイクルとして
4 サイクル施行

これは，
3 週間を 1 サイクルとして，
1 日目に
ドキソルビシンを
60 mg/m² 点滴静注，
シクロホスファミドを
600 mg/m² 点滴静注を，
4 サイクルくり返す，
ということです．

6 治療効果の判定

！POINT

効果判定をもとに，**次の治療方針**を決定する．

なぜ効果判定を行うの？

薬物療法を行った後，その治療はどの程度の効果があったかを判定することは非常に重要です．判定によって，次にどのような治療を行うか（手術を行うか，現在の治療をさらに継続するか，他のレジメンに変更するか）などを決定するからです．

効果判定の基準は？

一般的には治療効果の判定には RECIST（response evaluation criteria in solid tumours）という評価基準を用います．判定には，薬物療法が著効してすべての病変が消失したとみなされる完全奏効（complete response：CR），腫瘍が縮小して有効性が示された部分奏効（partial response：PR），腫瘍のサイズが大きく変わらなかった安定（stable disease：SD），腫瘍の増大がみられた進行（progressive disease：PD）があり，それぞれ**図7**のような基準が設けられています．なお，臨床試験などで，用いられる奏効率とは，このうち完全奏効と部分奏効の割合を足したものです．

図7 | RECIST による治療効果判定

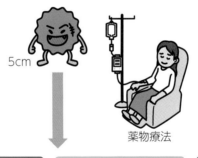

5cm

薬物療法

完全奏効（CR）

すべての腫瘍が消失

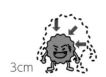

部分奏効（PR）

3cm

腫瘍の大きさが
30％以上縮小

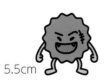

安定（SD）

5.5cm

腫瘍の大きさが
ほぼ変わらない
（30％未満の縮小〜
20％未満の増大）

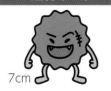

進行（PD）

7cm

腫瘍の大きさが
20％以上増大

がんの全身療法（薬物療法）に関するケアのポイント

過敏症に注意！

　薬物療法でみられる重大な副作用のひとつに，アナフィラキシーやインフュージョンリアクションといった過敏症があります．これらの症状が出ていないか，投与中は常に患者の様子に気を配る必要があります．

　アナフィラキシーは薬剤に対するアレルギー反応です．投与開始から30分以内に発現することが多く，瘙痒感・顔面紅潮・発疹・呼吸困難・血圧低下などの症状が現れます．アナフィラキシーの徴候があった場合は，ただちに投与を中止し，医師の指示に従って緊急対応を開始しなければなりません．

　インフュージョンリアクション（infusion ＝注入，reaction＝反応）は，リツキシマブ（リツキサン®）やトラスツズマブ（ハーセプチン®）などの分子標

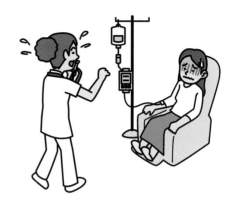

的薬の投与中～投与後24時間以内に発症します．インフュージョンリアクションを予防・軽減させるために前投薬を行う必要がある薬剤もあります．症状は発疹や瘙痒感，発熱や咳嗽などさまざまです．この場合も症状が現れたら一旦，投与を中止し，バイタルサインなどの確認を行います．

血管外漏出に注意！

　点滴中に血管外に漏出すると，発赤や疼痛，びらん，壊死などの皮膚障害が起こる薬剤もあります．漏出を防ぐためには適切な箇所に穿刺することはもちろんですが，投与中は定期的に刺入部位や周囲に発赤や灼熱感などがないかを確認しましょう．もし，漏出が見つかった場合にはただちに点滴を中止し，医師に報告する必要があります．

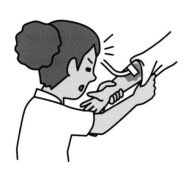

抗がん剤の曝露に注意！

　薬剤のなかには催奇形性や発がん性がある薬剤もあります．ルートの接続の際にエアゾル化した薬剤を吸い込んだり，うっかりこぼしてしまった薬剤を拭き取ったりと，一回あたりはわずかな量でも長期間にわたって曝露され続けることで，医療者にも影響が出てくることが懸念されます．院内のルールに従って，しっかりと曝露対策を行いましょう．

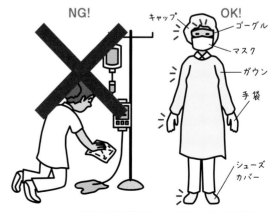

薬剤がこぼれたときは，個人防護具を適切に用いて曝露を予防する．

EBM

EBM とは？

EBM は evidence-based medicine（科学的根拠に基づく医療）のことです．David L. Sackett が1980 年代に最初に提案し，その後，Gordon Guyatt が1990 年に EBM と名付けました．現在の医療のあり方に非常に大きな影響を与えている考え方です．

医療の場では普段から，エビデンス（evidence）という言葉を耳にすることも多いかと思います．このエビデンスには，臨床試験（p.47 参照）などでエビデンスを「つくる」，診療ガイドラインなどでエビデンスを「つたえる」，臨床現場でエビデンスを「つかう」という 3 つの段階があります[3]．

それまで各医師の個人的な経験や少数の有効例をもとに臨床的な判断をしていましたが，EBM では，エビデンスレベル最上位にあるシステマティック・レビュー[*1]やメタ・アナリシス[*2]，そしてその次に位置するランダム化比較試験（**図**）をエビデンスレベルの高い情報として重視し，医療者の判断の基礎に置きます．たとえば，診療ガイドラインでは高いレベルのエビデンスをもとに推奨度がつけられます．

EBM に対する誤解？

一方で，EBM は大規模臨床試験の結果を重視するため，個別化医療や，患者中心の医療，NBM（narrative-based medicine，患者の声に傾聴する医療）とは正反対であるという誤解をもたれることがあります．確かに，EBM では科学的根拠を重視しますが，患者個人にあった最適な医療を提供することを妨げるものではありません．**患者の希望や人生観・価値観，現在ある資源（社会的条件など）も考慮して，総合的に臨床的な判断を下すのが，真のEBM といえるでしょう．**

*1：文献をくまなく調査・収集し，ランダム化比較試験などの信頼性の高い試験結果を，バイアスを限りなく除いた形で分析する方法．
*2：複数の臨床研究の結果を収集・統合し，統計学的手法で解析する方法．

図 ランダム化比較試験

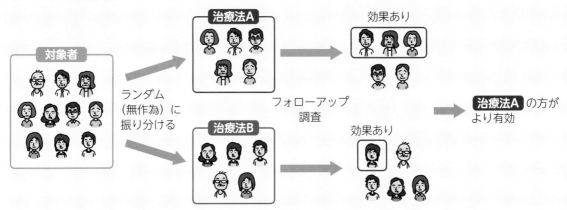

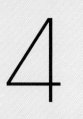

4 支持療法

がん治療，特に薬物療法では多くの場合で副作用が発現します．これが薬物療法の「辛い，苦しい」という
イメージにつながっていました．しかし近年，がん治療に伴うさまざまな症状をコントロールする方法（支
持療法）が進歩してきました．そこで，ここでは薬物療法に伴う代表的な副作用を挙げ，それに対する支持
療法について解説します．

1 支持療法とは

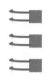 **POINT**

治療に伴う**副作用を予防・軽減**するためのケア．

なぜ，支持療法が必要？

　がん医療における支持療法とは，がんそのものの
直接的な治療ではなく，治療に伴う副作用を予防し
たり，軽減させたりするすべてのケアを指します．
薬物療法の副作用で起こる悪心・嘔吐を抑制した

り，白血球の減少を軽くしたりする薬剤の投与や，
広い意味ではこころのケアまで含みます．けがをし
た膝や肘に「サポーター」を使うと楽に動かせます
が，それと同じように支持療法があるとそれぞれの
治療法が楽に施行でき，本来の効果も発揮されやす
くなります（**図1**）．

図1｜がん治療における支持療法

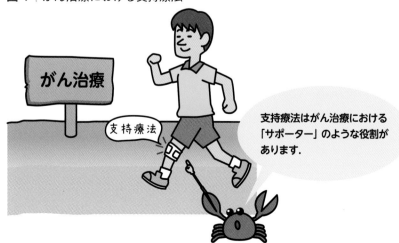

支持療法はがん治療における
「サポーター」のような役割が
あります．

2 好中球減少

⚡POINT

G-CSF の投与が最も効果的である.

好中球の減少とは？

細胞障害性抗がん剤（以下, 抗がん剤）はがん細胞だけでなく, 細胞分裂が活発な正常細胞にも作用します. 骨髄中の造血幹細胞も抗がん剤の影響の受けやすい細胞です. 抗がん剤が造血幹細胞に作用した結果, 白血球や赤血球, 血小板などの血液の成分を作り出せなくなる, 骨髄抑制という副作用が起こります（**図2**）. この骨髄抑制による重篤な症状のひとつに発熱性好中球減少症があります.

好中球とは白血球の仲間で, 免疫機能に大変重要な役割を担っています. 好中球が減少すると易感染状態（感染しやすい状態）となり, 時に致命的な感染症を引き起こします. これが発熱性好中球減少症です. 多くの抗がん剤では, 投与から7〜14日後に好中球の値がnadir（最低値）となるため, その頃に好発します.

予防法は？

感染予防のためのセルフケアももちろん重要ですが, 最も効果的なのはコロニー刺激因子（colony-stimulating factor : CSF）という薬剤の投与です. 特に臨床の現場で使われているのは顆粒球（granulocyte)-CSF（G-CSF）です. G-CSF は発熱性好中球減少症の発症率が高い（20%を超える）レジメンを使う場合や, 高齢患者, 進行がんの患者（レジメンによる）の場合に予防投与が推奨されています.

以前は短時間型の G-CSF しかなく, 好中球が減ると頻回な投与が必要でしたが, 2014年に発売されたペグフィルグラスチム（ジーラスタ®）は, 高分子のポリエチレングリコール（PEG）を G-CSF に結合させた製剤であり, 腎からの排泄を遅らせ, また体内で分解されるのを防ぐことで, 長時間作用型の G-CSF となりました. 各サイクルで1回ジーラスタ®を投与（皮下注射）すればよいため, 患者にとっても負担が軽減されました.

図2 | 骨髄抑制

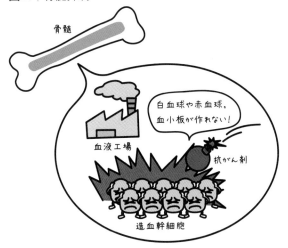

ひとくちメモ
その他の骨髄抑制による影響

骨髄抑制は好中球の減少のほかにも, ヘモグロビンが減少することによる貧血や血小板が減少することによる出血傾向をきたします. いずれの場合にも, 重症例に対する治療は輸血です.

3 悪心・嘔吐

! POINT

制吐薬の登場とステロイドの併用によって，かなり抑制できるようになった．

なぜ，悪心・嘔吐が起こる？

薬物療法の副作用というと，多くの人がまず思い浮かべるのが悪心・嘔吐ではないでしょうか．なかにはその辛さから有効な治療を拒否してしまう患者もいます．

なぜ悪心・嘔吐が起こるのかについては，**図3**のような機序が明らかにされています．シスプラチンのような抗がん剤を投与すると，腸管の細胞からセロトニンが放出されます．セロトニンは脳幹の化学受容器引き金帯（chemoreceptor trigger zone：CTZ）を直接刺激したり，求心性迷走神経を介して脳幹の嘔吐中枢を刺激します．

また，薬物療法による悪心・嘔吐には，いくつか種類があります（**図4**）．投与後すぐ（24時間以内）に起きる急性悪心・嘔吐や，投与後24時間〜5日後に起こる遅発性悪心・嘔吐のほか，以前の投与で悪心・嘔吐が起きたため，精神的な要因で治療前に発現する予測性悪心・嘔吐もあります．

図3 | 悪心・嘔吐の発生機序

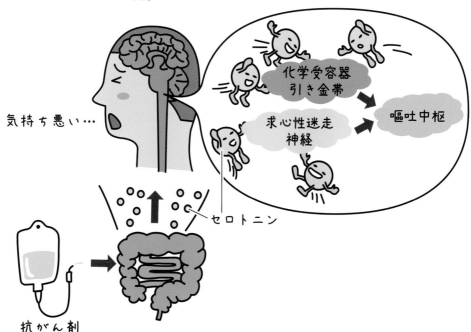

予防法や治療法は？

発生機序から考えれば，セロトニンの作用を抑制すれば，嘔吐を制御できることになります．セロトニンが結合する部位を5-HT受容体（セロトニン受容体）と呼び，全部で11種類ありますが，嘔吐には5-HT$_3$受容体が関係します．そこで，この5-HT$_3$受容体の阻害薬を制吐薬として使うようになりました（**図5**）．セロトニン受容体拮抗薬の登場によって，がん薬物療法は大きく変わり，その後は長時間作用型の5-HT$_3$受容体の阻害薬〔パロノセトロン（アロキシ®）〕も登場しました．

その他，ニューロキニン1（NK$_1$）受容体も，特に遅発性の悪心・嘔吐の発生に関与していることがわかり，NK$_1$受容体拮抗薬（アプレピタント）のカプセル剤（イメンド®カプセル）や注射薬（プロイメンド®）が発売され，多くの患者に使われています．

これらの薬剤に加えて，デキサメタゾン（副腎皮質ステロイド）の注射薬や内服薬を併用することで，さらに悪心・嘔吐を抑制できるようになり，現在で

図4 | 薬物療法による悪心・嘔吐の種類

急性悪心・嘔吐	投与後すぐ（**24時間以内**）に起こる
遅発性悪心・嘔吐	投与後しばらくしてから（**24時間後〜5日程度続く**）に起こる
予測性悪心・嘔吐	投与前，**精神的な要因**によって起こる

ひとくちメモ

5-HT

なぜ，セロトニンを5-HTと呼ぶかというと，別名を5-ヒドロキシトリプタミン（5-hydroxytryptamine）といい，必須アミノ酸であるトリプトファンから生合成される神経伝達物質だからです．

は薬物療法の副作用としての悪心・嘔吐はかなり減少しています．

図5 | 5-HT$_3$受容体阻害薬のメカニズム

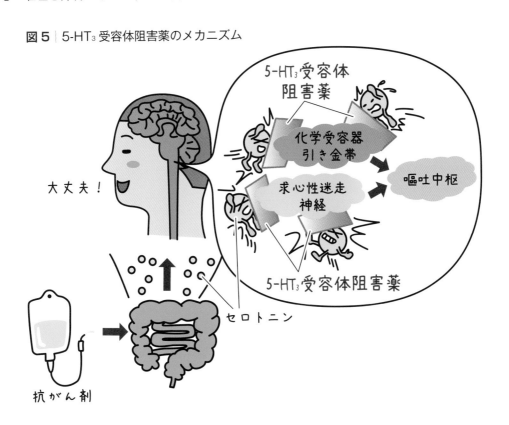

4　下痢・便秘

POINT

症状に合わせた薬剤と水分補給で対処する.

なぜ, 下痢・便秘が起こる？

下痢や便秘は薬物療法による消化器症状のなかでも悪心・嘔吐に次いで代表的なもののひとつです.

下痢は, イリノテカンやフルオロウラシル, エトポシド, メトトレキサート, ドキソルビシンなどの薬剤が腸の働きを活発にする副交感神経に刺激を与えることで, 腸の働きが亢進したり, 腸管粘膜を障害することで起こります. 投与後24時間以内に起こるものを早発性下痢, 数日〜10日目ごろに起こるものを遅発性下痢と分類しています.

便秘は, ビンクリスチン, パクリタキセルなどの薬剤によって引き起こされた末梢神経障害や自律神経障害によって, 腸の蠕動が妨げられて起こります. そのほか, 支持療法として用いた制吐薬（グラニセトロンなど）や, 食事摂取量・運動量の低下といった生活上の変化によって起こることもあります.

予防法や治療法は？

下痢の予防法・治療法としては, 早発性下痢の場合には抗コリン薬の投与を行います. 遅発性下痢の場合には抗コリン薬に加え, 乳酸菌製剤などの整腸薬, 漢方製剤（半夏瀉心湯など）を用いることもあります. また, 脱水を防ぐために電解質を含んだ水分摂取を促します.

便秘の予防法・治療法としては, 水分の補給や下剤の使用です. 酸化マグネシウムやセンノシドなどの内服薬のほか, グリセリン浣腸などを用いることもあります. 漢方製剤（麻子仁丸など）も用いられます（**図6**）.

図6｜下痢・便秘の際に用いる薬剤

下 痢	便 秘
●抗コリン薬 　（ブスコパン® など） ●止瀉薬 　（ロペミン® など） ●整腸薬 　（ビオフェルミン® など） ●漢方製剤 　（半夏瀉心湯など）	●酸化マグネシウム ●センノシド 　（プルゼニド® など） ●グリセリン浣腸液 ●ポリエチレングリコール製剤 　（モビコール®） ●エロビキシバット 　（グーフィス®） ●リナクロチド 　（リンゼス®） ●ルビプロストン 　（アミティーザ®） ●漢方製剤 　（麻子仁丸など）

この他, 下痢では脱水を防ぐため, 便秘では便を軟らかくするために, 水分補給を行いましょう.

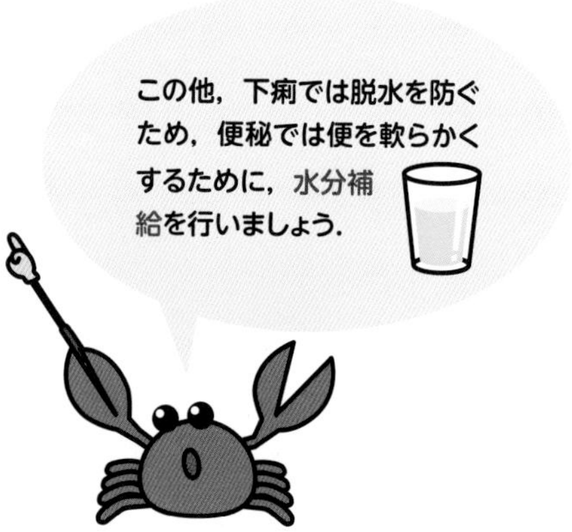

5 末梢神経障害

!POINT

神経障害性疼痛の治療薬や漢方製剤を用いるが，確実な予防・治療は難しい.

なぜ，末梢神経障害が起こる

オキサリプラチンやパクリタキセルなどによる末梢神経障害は，手足の先にビリビリとした痛みを伴うしびれを生じさせるほか（**図7**），重症化すると知覚が鈍麻し，食事のときに箸が使えなくなったり，着替えのときにボタンを留められなくなったりします.

発生機序としては，オキサリプラチンなどのプラチナ製剤は神経細胞そのものを障害し，パクリタキセルなどのタキサン製剤は神経の軸索を障害することで起こると考えられています（**図8**）.

予防法や治療法は？

治療薬として，神経障害性疼痛の治療薬であるプレガバリン（リリカ®）やミロガバリン（タリージェ®），漢方製剤である牛車腎気丸などが用いられています.

しかし，末梢神経障害を確実に予防したり，治療したりすることは困難です．重症化する前に早めに休薬するか，薬剤を減量する必要があります.

図7 | 末梢神経障害がみられる部位

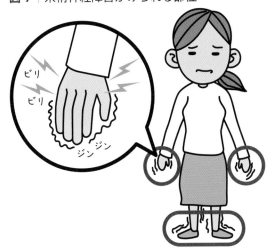

図8 | 末梢神経障害の発生機序

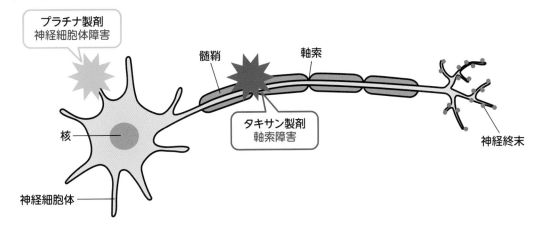

6 皮膚・爪の障害

! POINT

スキンケアと保湿薬や抗炎症性の外用薬で症状をコントロールする.

【薬物療法による皮膚障害とは？】

皮膚や爪は細胞分裂が激しく，治療薬による障害を受けやすいため，副作用としてさまざまな症状が発現します（**表1**）．たとえば，皮膚トラブルでは，顔や身体ににきびのような皮疹（ざ瘡様皮疹）ができたり，乾燥したり（乾皮症）します．また，爪が脆くなったり，周りが腫れたり（爪囲炎）することもあります．皮膚や爪が黒ずんでくる（色素沈着）こともあります．

なかでも注意が必要な症状のひとつに，手足症候群（hand-foot syndrome：HFS）があります（**図9**）．フルオロウラシル（5-FU）系統の細胞障害性抗がん剤（カペシタビンなど）や，マルチキナーゼ阻害薬（ソラフェニブ，スニチニブなど）などの分子標的薬の副作用で，手のひらや足の裏に発赤・剥離・水疱・色素沈着を引き起こします．重症化すると，物がつかめなかったり，歩けなくなったりなど，日常生活に重大な支障が出ることもあります．

表1 薬物療法による代表的な皮膚障害

		症　状	薬　剤
皮膚の症状	手足症候群	手のひらや足の裏に発赤・剥離・水疱・色素沈着がみられる	カペシタビン，フルオロウラシル，ドセタキセル，ソラフェニブ，スニチニブなど
	ざ瘡様皮疹	にきび（ざ瘡）に似た皮疹だが，にきびと違い細菌感染を伴わないこともある．頭部，顔面，前胸部，下腹部，上背部，腕・脚などに好発する	セツキシマブ，パニツムマブ，ゲフィチニブ，エルロチニブなど
	乾皮症	皮膚が乾燥し，痒みを伴うこともある．重症化すると皮膚がひび割れることもある．顔を含めた，全身に起こる	カペシタビン，セツキシマブ，エルロチニブ，ゲフィチニブ，パニツムマブなど
	色素沈着	皮膚の色が黒ずむ．手や足，顔などに出現する	フルオロウラシル，カペシタビン，ドキソルビシン，メトトレキサート，ブレオマイシン，ドセタキセルなど
爪の症状	爪囲炎	爪の周囲に炎症が起こり，腫れや痛みが出る．難治性ものでは，肉芽が形成されることもある	セツキシマブ，エルロチニブ，パニツムマブ，ラパチニブなど
	爪の変化・変色	脆くなって二枚爪になったり，色素沈着で黒ずみがみられる	フルオロウラシル，カペシタビン，パクリタキセル，ブレオマイシン，ドセタキセルなど

図 9 手足症候群の好発部位

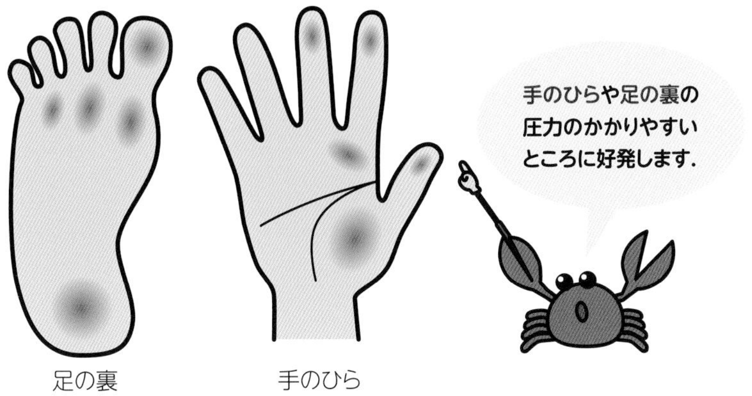

手のひらや足の裏の
圧力のかかりやすい
ところに好発します.
足の裏
手のひら

図 10 カペシタビンによる手足症候群の発生機序

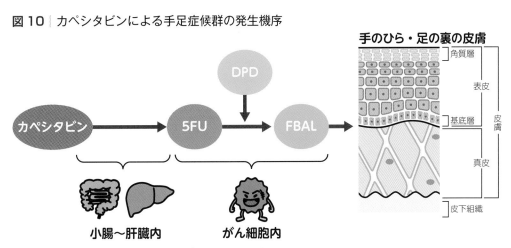

手のひら・足の裏の皮膚
DPD
カペシタビン
5FU
FBAL
角質層
表皮
基底層
皮膚
真皮
皮下組織
小腸～肝臓内
がん細胞内

DPD：ジヒドロピリミジンデヒドロゲナーゼ，FBAL：α-フルオロ-β-アラニン

なぜ，皮膚障害が起こる？

治療薬による障害を受けると，皮膚や爪の細胞分裂が正常に行われなくなります．皮膚や爪そのものが薄くなったり，皮脂腺が障害を受けることで皮脂の分泌がうまく行われず乾燥したりします．

治療薬による皮膚障害の発生機序はまだよくわかっていないものも多いですが，ここでは一例として，カペシタビンによる手足症候群の発生機序を紹介します（**図 10**）．カペシタビンは内服後，小腸から吸収され，肝臓に入り，カルボキシルエステラーゼ（CE）によって5'-DFCRに変換されます．5'-DFCRはシチジンデアミナーゼ（CD）により5'-DFURに変換され，それが腫瘍細胞内のチミジンホスホリラーゼ（TP）により5-FUに変換され，効果を発揮します．5-FUはジヒドロピリミジンデヒドロゲナーゼ（DPD）によってα-フルオロ-βアラニン（FBAL）に代謝されます．これらの酵素は腫瘍のみならず，皮膚のケラチノサイトにも存在し，その活性は特に手のひらや足の裏で高いため，FBALがこれらの部位に蓄積し，手足症候群のような局所の炎症を起こすとされています．また，全身の皮膚のなかでも手のひらや足の裏はケラチノサイト自体の増殖能が高いこともFBALが結果的に蓄積されやすい一因です．また，カペシタビンの場合，手のひらや足の裏に多いエクリン腺に集積するからという説もあります．

予防法や治療法は？

いずれの皮膚障害でも，予防の原則はスキンケアです．治療としては，保湿薬に加え，抗炎症性の外用薬（ステロイドを含む）が用いられます．

その他，明確なエビデンスがまだ確立されていないものも多いですが，たとえば手足症候群などでは，抗がん剤の投与中に手を冷やす（フローズングロー

ブ）ことで症状が抑えられることがわかり，試みられています．

しかし，痛みなどの症状が強く出て，日常生活に支障をきたしてしまうと，薬剤の減量・休薬が必要な場合も多いです．そこで無理に同じ投与量を継続することは，皮膚症状が重症化し，かえってその薬剤の投与期間を短縮してしまうことにもなりかねません．

7 口内炎

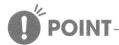

POINT

抗炎症薬，漢方製剤などを使ったうがいや口腔ケアで対処．

なぜ，口内炎が起こる？

薬物療法によって口内炎が起こりやすいのは，口腔粘膜上皮の増殖能が盛んなため，治療薬が口腔粘膜上皮細胞に取り込まれやすいからです（図11）．さらに，薬物療法による好中球減少のため，二次的な細菌感染が起こりやすくなり，症状が増悪することもあります．

口内炎が好発する時期は，治療薬の直接的な影響の場合は投与後4〜5日，細菌感染によるものの場合は10〜14日目あたりです．

予防法や治療法は？

まず，うがいが挙げられます．うがいに用いられる液としては，高尿酸血症の治療薬でもあるアロプリノールや漢方製剤（半夏瀉心湯）などの抗炎症効果のある薬剤，消毒としてポビドンヨード（イソジン®），粘膜保護としてアズレン（アズノール®）などです．漢方製剤の半夏瀉心湯はうがいをしてからそのまま内服してもよいです．また，歯磨きや口腔ケアも細菌感染の予防には重要です．

図11｜口内炎の発生機序

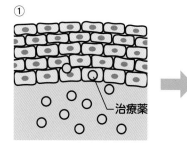

① 治療薬によって発生した活性酸素による口腔粘膜細胞のDNA傷害

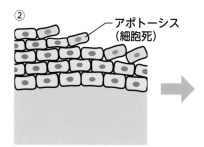

② サイトカインなどによるアポトーシス誘導

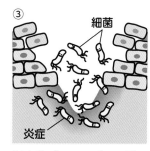

③ 炎症性プロスタグランジンの増加と口腔内の細菌による二次感染

8 食欲不振

! POINT

食欲増加ホルモンであるグレリンや口腔・消化管の状況などが関係する.

なぜ，食欲不振が起こる？

薬物療法によって食欲不振が起こることがあります．たとえば，シスプラチンなどを含んだレジメンによる治療を行うと，食欲増加ホルモンであるグレリンの血中濃度が低下します．薬剤によって胃壁細胞からのグレリン分泌が減少したり，脳では視床下部のグレリン受容体が減少するためです．

また，進行がんではがん細胞から分泌されるサイトカインなどや，がんに伴う炎症，がん関連の疲労感，口内炎，悪心・嘔吐，便秘・下痢，腸閉塞など，多くの要因が食欲不振に関与しています．なお，病状の進行に伴って，体重減少や低栄養，消耗状態が徐々に進行していくことをがん悪液質といいますが，食欲不振はがん悪液質の主症状でもあります（図12）．

治療法は？

2021年にがん悪液質の治療薬として承認されたアナモレリン（エドルミズ®）は，選択的グレリン様作用薬で，内服で投与されます．胃から分泌されるグレリンはその受容体に結合し，食欲および複数の代謝経路を刺激します．漢方製剤では，六君子湯がグレリン分泌の促進やグレリン受容体の発現増加などの作用を持つことが証明されています．

また，口内炎や消化管の通過障害の治療を行うことで，食欲不振が改善されることもあります．

図 12 がん悪液質の症状

- **食欲不振**
- 体重減少
- 疲労
- 疼痛
- 悪心・嘔吐
- うつ，不安
- 味覚・嗅覚の変化
- 早期満腹感
- サルコペニア

これらの症状のうち，食欲不振はがん悪液質の中心的な症状です．

> **ひとくちメモ**
>
> **全身倦怠感**
>
> 　全身倦怠感はがん関連疲労とも呼ばれ，持続的・主観的な感覚で，疲労・消耗感のため日常生活に支障をきたします．また，食欲不振や疼痛，不眠などといった他の症状に合併します．その発生機序は不明ですが，炎症性サイトカイン，視床下部・下垂体・副腎系のホルモン異常，骨格筋の萎縮などが関与すると考えられます．
>
> 　対処法として，少量の副腎皮質ホルモン（ステロイド）が使われることがありますが，その有効性と安全性に関するエビデンスは限定的であり，有効な治療がないのが現状です．しかし，全身倦怠感に伴う他の症状への対応を行うことで，全身倦怠感が間接的に軽快する場合はあります．なお，漢方製剤では補中益気湯などの有効性が少数例の検討ながらランダム化比較試験でも検証されています．

■ COLUMN

支持療法と漢方

　支持療法では，漢方製剤も多く用いられています[4]．近年では，がん治療に伴う副作用に対する医療用漢方エキス製剤を用いたランダム化比較試験の結果が徐々に蓄積されるようになってきています．この情報は日本東洋医学会 EBM 委員会（筆者が前委員長，現担当理事）の漢方治療エビデンスレポート（Evidence Reports of Kampo Treatment：EKAT）のホームページからどなたでも閲覧できます．

　表に，代表的な症状と，それに対する処方例を紹介しますが，これらはあくまで代表例であり，患者の状態にあわせて他の処方も選択されます．

表 ｜ 支持療法で用いる漢方製剤

全身倦怠感，疲労感	十全大補湯，補中益気湯
食欲不振，体重減少	六君子湯，人参養栄湯
腸閉塞の予防	大建中湯
便　秘	麻子仁丸，大建中湯
口内炎，下痢（イリノテカン）	半夏瀉心湯
末梢神経障害，筋肉痛，関節痛	牛車腎気丸，芍薬甘草湯
貧　血	人参養栄湯
浮　腫	五苓散，柴苓湯
不　眠	加味帰脾湯，抑肝散
むせるような咳嗽	麦門冬湯
帯状疱疹後神経痛	越婢加朮湯，桂枝加朮附湯

支持療法に関するケアのポイント

辛い症状を我慢させないように！

　患者のなかには副作用が出ているにもかかわらず，それを訴えることで，がん治療が中断してしまうのではないかと不安に思い，辛い症状を我慢してしまう人もいます．多くの症状は支持療法で対応可能なことを伝え，我慢せず，医師や看護師に伝えてもらうようにしましょう．

脱毛はウイッグなどで対応！

　薬物療法や放射線療法では，高頻度に脱毛が起こります．脱毛が起こると，見た目の変化が大きく，非常に強いショックを受け，苦痛に感じる患者も多いです．しかし，残念ながら今のところ，脱毛を防ぐ方法はほとんどありません．そこで，脱毛にはウイッグやバンダナを着けることで対応します．なお，頭髪の他に，まつ毛や眉毛も脱毛しますが，目にゴミが入りやすくなるなど，外見以外にも注意が必要なことを伝えましょう．

皮膚障害時のスキンケアのポイントは，保清，保湿，外部刺激からの保護！

　まず，毎日の入浴や洗顔ではよく泡立てた石けんで皮膚の汚れを落とすようにします．洗い流して水気を拭き取ったら，すぐに保湿を行います．このとき，十分な量の保湿薬を使うようにします．また，紫外線や衣服の締め付けといった外部刺激から皮膚を保護することも大切です．サンスクリーン剤の使用やゴムなどがきつくない衣服・靴などを身につけるように指導しましょう．

　特に男性は日常的なスキンケアの習慣がなく，保湿薬なども，一度にどのくらい使ったらよいかわからないことも多いです．ケア用品の使い方や分量などはできるだけ具体的に示すとよいでしょう．

骨髄抑制時の感染予防はセルフケアが重要！

　感染予防のためには「手洗い・うがい」といった基本的な対策のほか，口腔ケアも重要です．基本的には生ものの摂取を制限する必要はありませんが，食中毒の予防から，調理から時間が経ったものなどは避けるように伝えましょう．

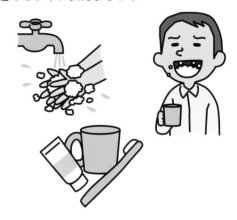

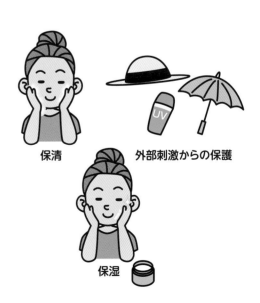

保清　　　外部刺激からの保護

保湿

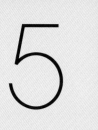

5 緩和ケア

　がん患者の多くが何らかの痛みを経験するといわれ，がんと痛みは切り離せないものです．ここでは，がんの痛みを取り除く緩和ケアについて，なぜがんによって痛みが起こるのかから，がん性疼痛の緩和に用いられるオピオイドの作用機序，緩和ケアの実際までを解説していきます．

1 緩和ケアとは

! POINT

痛みを緩和させることで患者の QOL を向上させる治療．

[がんによる痛みとは？]

がんによる痛みは単なる身体的な疼痛だけではありません．がんの痛みでは「全人的苦痛（トータルペイン）」という考え方が大切です（図1）．これは，身体的疼痛だけでなく，がんに対する不安やいらだちといった心（精神）の痛み，仕事や家庭の問題に起因する社会的な痛み，そしてスピリチュアルな痛みを含んだ概念です．「スピリチュアル」とは難しい言葉ですが，スピリット（精神・心・霊）の形容詞で，人生観・価値観ともいえるでしょう．このような全人的苦痛には，全人的なケアが必要となります．

図1 | 全人的苦痛をもたらす背景

身体的苦痛
痛み
息苦しさ
だるさ
動けないこと

精神的苦痛
不安　うつ状態
恐れ　いらだち
怒り　孤独感

全人的苦痛（トータルペイン）

社会的苦痛
仕事上の問題
人間関係
経済的な問題
家庭内の問題
相続の問題

スピリチュアルペイン
人生の意味　　死生観に対する悩み
苦しみの意味　罪の意識
価値観の変化　死の恐怖

がんの痛みは，身体的な痛みだけでなく，心の痛み，社会的な痛み，スピリチュアルな痛みを包括して考えます．

なぜ緩和ケアが必要なの？

がんによる痛みは患者の QOL に大きな影響をもたらします．痛いところがあると，思うように身体を動かせず，心までその痛みに支配され，何も他のことが考えられないようになります．痛みさえなければ，あれもしたい，これもしたいと，いろいろな希望が湧いてきます（**図2**）．つまり，痛みを緩和することが，QOL を取り戻す第一歩なのです．こうした希望をかなえることは生きる力になります．がんによる痛みを軽くする，なくすことの意味がいかに大きいかをおわかりいただけると幸いです．

また，緩和ケアというと，がんが進行して治療が不可能になったら行うもの，という印象を持たれることがありますが，これは大きな誤りです．現在の緩和ケアは，がんと診断された段階でがん病変の治療と並行して行い，さまざまな痛みを取り除くことで患者の QOL を向上させる治療なのです（**図3**）．

図2 | がんの痛みがもたらす患者の QOL への影響

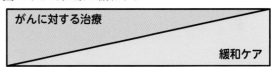

痛みがある状態　　**痛みがない状態**

痛くて，身体も動かせない．何もできないし，もうだめだ…

痛みもないから，治療の合間に旅行に行ったり，好きなことをしよう！

痛みがあると心まで痛みに支配されてしまう．

痛みさえなければ，いろいろな希望が湧いてくる．

図3 | がん医療と緩和ケア

がんに対する治療

緩和ケア

がんに対する治療と並行して緩和ケアを行い，状況に合わせて割合を変えていく．

2 がん性疼痛

! POINT

がんが**侵害受容器**や**神経**を**刺激**し，それが脳に伝わり痛みが起こる．

がんはなぜ痛くなるの？

がんによる身体的な痛み（がん性疼痛）は，体性痛，内臓痛，神経障害性疼痛の3種類に大きく分けることができます（**表1**）[5]．それぞれの種類によって，痛みが起こるメカニズムは異なります．なお，がん患者のなかにはがんそのものによる痛みだけでなく，がん治療による痛み（手術創など）など，さまざまな痛みを併せ持っていることもあります．

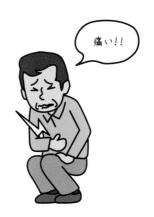

痛い！！

表 1 | がんによる痛みの分類

分類	侵害受容性疼痛		神経障害性疼痛
	体性痛	内臓痛	
障害部位	・皮膚，骨，関節，筋肉，結合組織などの体性組織	・食道，小腸，大腸などの管腔臓器 ・肝臓，腎臓などの被膜をもつ固形臓器	・末梢神経，脊髄神経，視床，大脳（痛みの伝達路）
例	・骨転移に伴う骨破壊 ・体性組織の創傷 ・筋膜や筋骨格の炎症	・がん浸潤による食道，大腸などの通過障害 ・肝臓の腫瘍破裂など急激な被膜伸展	・がんの神経根や神経叢といった末梢神経浸潤 ・脊椎転移の硬膜外浸潤，脊髄圧迫 ・化学療法・放射線治療による神経障害
痛みの特徴	・うずくような，鋭い，拍動するような痛み ・局在が明瞭な持続痛が体動に伴って悪化する	・深く絞られるような，押されるような痛み ・局在が不明瞭	・障害神経支配領域のしびれ感を伴う痛み ・電気が走るような痛み

（日本緩和医療学会ガイドライン統括委員会編：がん疼痛の薬物療法に関するガイドライン 2020 年版. p.23, 金原出版, 2020 より改変）

体性痛と内臓痛のしくみは？

　体性痛や内臓痛を侵害受容性疼痛といいます．侵害受容器とは，末梢感覚神経につながっている痛みを感じる受容器のことです．がん細胞が増殖していくとやがて，がんやがんによって誘導されてきた免疫細胞などがこの受容器を刺激する化学物質を放出します．また，がんが大きくなると，がんそのもの

が受容器を刺激することもあります．この刺激が脳に伝達され，痛みが生じるのです（**図 4**）．

　このメカニズムが，体性痛では骨や筋肉，内臓痛では食道や肝臓などで起こります．ただし，痛みを伝達する神経線維には 2 種類あり，骨や筋肉と内臓ではその割合や数が異なるなどの理由から，体性痛では鋭く場所が明確な痛み，内臓痛では鈍く場所が不明瞭な痛みとなる傾向があるようです．

［神経障害性疼痛のしくみとは？］

神経障害性疼痛とは，神経が何らかの原因によって障害されるために起こる痛みです（**図4**）．がんによる神経障害性疼痛は，がんが大きくなって神経を圧迫したり，浸潤したりして起こります．しびれるような痛みや電気が走るような痛みが特徴です．また，触れる程度のわずかな刺激でも強い痛みを感じたり（アロディニア），灼けるような痛み（灼熱痛）を感じることもあります．

なお，神経障害性疼痛は体性痛や内臓痛とは痛みが起こるメカニズムが異なり，オピオイドだけでは効果が乏しいため，鎮痛補助薬の併用を考慮します．

［痛みをどのように評価する？］

がんの痛みを取り除くには，どのような痛みがどのくらいあるのかを適切に評価する必要があります．がんの痛みの強さは**図5**のようなスケールを用いて評価されます．たとえばVASでは，現在の痛みがこのスケールのどこにあたるのか，患者に痛みの程度を指差してもらいます．

また，痛みにもパターンがあります．1日中続く痛みは持続痛，一過性に増強する痛みは突出痛と呼ばれます．多くのがん患者の痛みはこの持続痛と突出痛が組み合わさって現れます（**図6**）．この痛みのパターンを明らかにすることで，薬剤の投与方法などの治療方針が決まります．

図4 ｜ 侵害受容性疼痛・神経障害性疼痛のしくみ

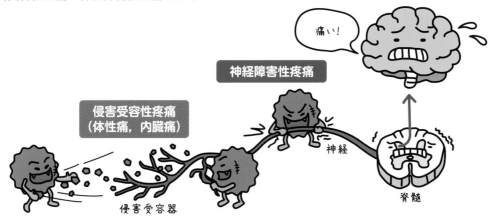

図5 ｜ がんの痛みの評価スケール

●visual analogue scale：VAS

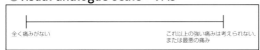

全く痛みがない　　　　　　　　これ以上の強い痛みは考えられない，または最悪の痛み

●numerical rating scale：NRS

0　1　2　3　4　5　6　7　8　9　10

●verbal rating scale：VRS

痛みなし　　少し痛い　　痛い　　かなり痛い　　耐えられないくらい痛い

●face scale

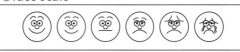

図6｜痛みのパターン

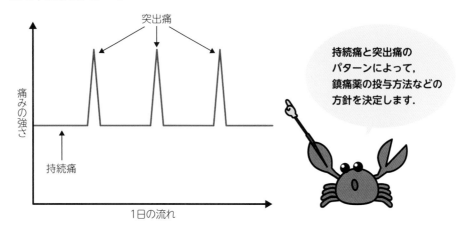

3　オピオイド

POINT

オピオイドはオピオイド受容体に作用し，痛みを起こす物質の放出を抑制することで鎮痛作用を示す.

オピオイドとは？

がんによる痛みの緩和にオピオイドが使われることは有名です．オピオイドとは，オピウム（アヘン：阿片）＋オイド（のようなもの）という意味で，麻薬性鎮痛薬やその関連薬などの総称です（**図7**）．一般的に医療用麻薬とも呼ばれています．

代表的な薬剤としては，モルヒネのほか，オキシコドンやフェンタニルなどが挙げられます．

オピオイドの作用機序

脳や脊髄には，オピオイド受容体があります．オピオイドはこのオピオイド受容体に作用して，痛みを起こす物質の放出を抑制することによって，鎮痛作用を示します（**図8**）．

図7｜オピオイドの語源

図8｜オピオイドの作用機序

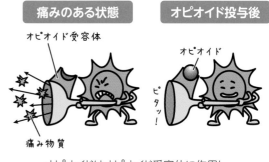

オピオイドはオピオイド受容体に作用し，痛みを起こす物質の放出を抑制する.

副作用はある？

オピオイドは悪心・嘔吐，便秘，傾眠などの副作用が高頻度に起こります（**図9**）．また，呼吸抑制や徐脈のような重篤な副作用が生じることもあります．オピオイド受容体にはμ，κ，δという3種類（ミュー カッパ デルタ）があり，モルヒネ，オキシコドン，フェンタニルなど多くのオピオイドによる鎮痛作用は，このうちのμ型を介して発現します．しかし，μ型の受容体に作用すると，胃腸の蠕動の減少による便秘のほか，徐脈や呼吸抑制なども生じます．

悪心・嘔吐に対しては制吐薬，便秘に対しては下剤などを用いて症状を緩和させます．また，傾眠状態となってしまう場合には，投与量を調整することもあります．

依存性はある？

患者のなかにはオピオイドを使うと薬物依存症になるのではないかと心配し，使用をためらう人もいるようですが，それは誤解です．痛みのある状態でオピオイドを用いても依存症になることはありません[6]．

3種類のオピオイド受容体のうち，κ受容体には，μ受容体とδ受容体を抑制し，依存形成をさせない働きがあります．そして，痛みがある状態ではもともとκ神経系が強く働いています．ここにオピオイドを投与することで，μ神経系とδ神経系も強く働きますが，結果的にバランスが取れる状態となります．ですので，正しく使用すれば痛みを抑えながらも，依存は起こらないのです．

図9 | オピオイドの主な副作用

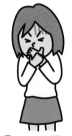

悪心・嘔吐

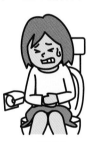
便秘

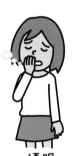
傾眠

これらのような副作用がみられた場合には症状に対する薬剤を投与したり，オピオイドの投与量を調整して対応します．

4 身体的な痛みの緩和

！POINT

オピオイドなどの鎮痛薬を適切に用いることでコントロール可能.

がん性疼痛を取り除くには？

　がん性疼痛を取り除くには，オピオイドをはじめとするさまざまな鎮痛薬を使う必要があります．適切に鎮痛薬を用いることで，がんの痛みの80%はコントロール可能とされています．鎮痛薬は，大きく分けて，オピオイドとそうでないもの（非オピオイド）に分けられます（**表2**）．また，神経障害性疼痛など，オピオイドでも緩和できない痛みには鎮痛補助薬が用いられます．

　非オピオイドには，非ステロイド性抗炎症薬（non-steroidal anti-inflammatory drug：NSAID）やアセトアミノフェンなど，オピオイドにはモルヒネ，フェンタニル，オキシコドン，コデインなど，鎮痛補助薬には，抗うつ薬，抗痙攣薬，ステロイドなどがあります．

　剤形も，内服薬（錠剤，散剤）や注射薬，坐薬のほか，貼付剤や舌下錠（口腔粘膜から吸収させます）とさまざまです．患者の状態（内服が可能か）や痛みの特徴（突出痛にすぐに効果があるか）などをみながら適切な剤形が処方されます．

表2│緩和ケアで用いられる鎮痛薬

分　類	一般名	商品名の例
非オピオイド	NSAID	ロキソニン®，セレコックス®など
	アセトアミノフェン	カロナール®など
弱オピオイド	コデイン	コデインリン酸塩
	トラマドール	トラマール®
強オピオイド	モルヒネ	MSコンチン®，MSツワイスロン®，モルペス®，オプソ®，パシーフ®，アンペック®など
	オキシコドン	オキシコンチン®，オキノーム®，オキファスト®など
	フェンタニル	デュロテップ®MT，ワンデュロ®，フェントス®，イーフェン®，アブストラル®
	メサドン	メサペイン®
	ヒドロモルフォン	ナルサス®，ナルラピド®
	タペンタドール	タペンタ®

鎮痛薬はどのように使われる？

　鎮痛薬はよく知られている WHO の提唱する 4 つの原則に則って，除痛ラダーを参考に処方されます（**図 10**）．原則として，非オピオイドから始めて，段階を経て，オピオイドなど効きめが強い薬に移行していきます．しかし，強い痛みの場合は，初めから第 3 段階の強オピオイドを必要とする場合があります．

　また，突出痛がある場合には，レスキューとよばれる速効性のあるオピオイドで対処したり，鎮痛効果が不十分なときには，別のオピオイドに変更する「オピオイドスイッチング」なども行われます．

図 10 | WHO の提唱する 4 原則と除痛ラダー

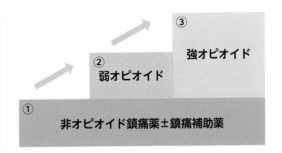

WHOの提唱する4原則
①経口的に
　(by mouth)
②時刻を決めて規則正しく
　(by the clock)
③患者ごとの個別的な量で
　(for the individual)
④その上で細かい配慮を
　(with attention to detail)

③ 強オピオイド
② 弱オピオイド
① 非オピオイド鎮痛薬±鎮痛補助薬

ひとくちメモ
オピオイドの名称の由来
　英語でアヘンを意味するオピウム（opium）の語源はギリシャ語のオポス（＝ジュース）です．中国では明の時代には「阿芙蓉」と表記され，清の時代に「アヘン」とよばれるようになりました．1840 年に清とイギリスとの間で勃発したアヘン戦争は，まさしくこのアヘンが引き金となったものです．
　麻薬を意味する英語のナルコティクス（narcotics）は，ギリシャ語のナルケ（昏睡，睡眠）に由来します．モルヒネは 1803 年から 1804 年にかけてドイツの薬剤師であるフリードリヒ・ゼルチュルナーがアヘンから有効成分として抽出しました（生薬からの有効成分の単離はこれが初めてでした）．なお，モルヒネ（morphine）という名前はギリシャ神話の夢の神であるモルペウス（Morpheus）に由来します．

モルペウス

5 心のケア

POINT

がん患者の不安や落ち込みに対する精神的なケア.

がん患者の心の問題とは？

がん患者はいろいろな場面で，精神的なストレスがかかります．まず，がんを疑われて検査を受けるときに「もし，がんだったらどうしよう．家庭や仕事はどうなるのか」と悩み，実際にがんの告知を受けたときは，さらに大きな衝撃が走ります．ある程度覚悟していた人でさえ，1～2週間は落ち込むでしょう．また，精神的に前向きになったあとも，治療に伴う副作用に悩んだり，今後の治療方針に迷ったり，なかなか心が晴れることがありません．

がん患者への心のケアとは？

がん患者への心のケアには，疾病や治療に関する適切な情報提供や孤立しないための情緒的サポート，治療薬などを用いた医学的サポートがあります(図11).そこで，医師・看護師・薬剤師・心理職などの多くの職種が関与します．

サイコオンコロジーとは？

このようながん患者の心のケアを専門に扱う分野がサイコオンコロジーです．サイコは「精神的な」，オンコロジーは「腫瘍学」です．あるいは心理学（サイコロジー）と腫瘍学の組み合わせともいえます（図12).「精神腫瘍学」とも呼ばれています．

日本サイコオンコロジー学会では，がんが心に与える影響と，心ががんに与える影響という2つの方向から研究が行われています．

図11 | がん患者への心のケア

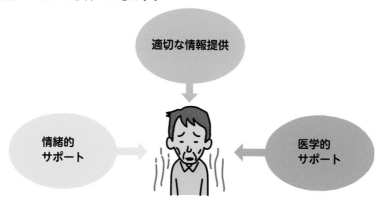

図12 | サイコオンコロジーとは

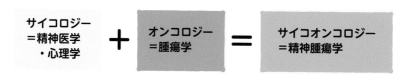

6 社会的ケア

！POINT

家庭や仕事などに関する悩みに対して，MSW が中心になって行うケア.

がん患者の社会的ケアとは？

がんになると，患者本人や「第2の患者」と言われる家族には，家庭生活や仕事，それに関わる経済的な問題，入院していれば退院や通院のことなど，さまざまな悩みや苦痛が生まれます．このような問題について相談に乗ったり，助言をするのが医療ソーシャルワーカー（medical social worker：MSW）です．がん拠点病院などには必ず「がん相談支援センター」があり，MSW が中心となって社会的ケアにあたります（図13）.

図13 | がん相談支援センターでの社会的ケア

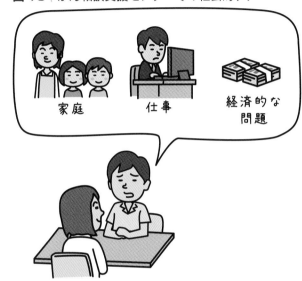

家庭　　仕事　　経済的な問題

ひとくちメモ

がん患者の子どもへのケア―― CLIMB プログラム

　最近では，がん患者の子どもへの心理社会的ケアの取り組みも始まっています．ここでは，その一例として CLIMB プログラムを紹介します[7]．英語の "climb" は「手足を使って高いところによじ登る」という意味の動詞ですが，そこには困難を努力で克服するという意味が含まれます．CLIMB プログラムは，もともとアメリカで始まった，がん患者の子どもをサポートする試みです．「子どもはいざというとき，勇気を示します（Children's Lives Include Moments of Bravery）」という英文の頭文字から取った名前です．

　がんの親を持つ小学生を対象に，同じような状況にある子どもたちがグループで工作をしたり，話し合ったりしながら，お互いの状況や気持ちを共有し，自分一人ではないことを実感し，心のストレスを軽減できるようにスタッフがサポートしています．

7 スピリチュアルケア

! POINT

患者の**人生観・価値観**を尊重し，それが保たれるようにするケア.

スピリチュアルケアとは？

スピリチュアルケアとは各人の人生観・価値観を尊重し，それが保たれるようにするケアです．人生観・価値観は，まさにその人の「生きる力」であり，これがなくなると，肉体的・心理的に問題がなくても，その人らしく生きていることにはなりません．これまで解説してきた疼痛緩和，心のケア，社会的ケアの上位にあるケアといえましょう.

現代医療では，高度に発達した医療機器を使った手術や新規薬剤を使うことに医療者の関心が集中してしまい，こうしたスピリチュアルなケアがあまりできない状況になっているという指摘があります．しかし，スピリチュアルケアがないと，患者は癒やされることなく，根源的な悩み（何のために生きているのか，自分の人生に意味があったのか，など）ともいえるスピリチュアルペインに苦しみます（図14）.

図14 スピリチュアルペインの例

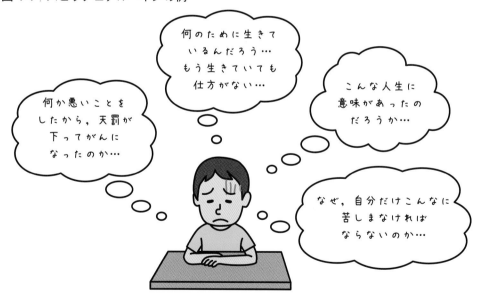

何のために生きているんだろう…もう生きていても仕方がない…

こんな人生に意味があったのだろうか…

何か悪いことをしたから，天罰が下ってがんになったのか…

なぜ，自分だけこんなに苦しまなければならないのか…

8 在宅での看取り

! POINT

患者・家族の希望があれば，多くの場合で在宅での看取りが可能になった．

在宅でがん患者を看取ることはできる？

病院で実践される高度な治療の適応とならない状態になったとき，あるいはもっと良い状態のときからでも，住み慣れた自宅で療養したいという気持ちは多くの患者が持つことでしょう．外来化学療法が発達し，通院治療でがん薬物療法を受けられるようになり，在宅で終末期から看取りまでを過ごすことも積極的に考えられる時代になりました．

2016年の診療報酬改定で「在宅緩和ケア充実診療所・病院加算」が新設されたことも追い風となり，多くの医療機関で訪問診療・訪問看護・在宅ケアなどの充実が図られています．その結果，近年では患者・家族の希望があれば，かなりの例で在宅での看取りが可能になりました．

在宅の看取りには何が必要？

まず何より，患者本人が在宅での看取りを希望していることが重要です．また，在宅療養における最大のキーパーソンは家族であり，患者が最も頼りにする存在でもあります．家族の理解・協力がなければ在宅での看取りは難しいでしょう．しかし，家族に大きな負担をかけ過ぎるのも問題です．そこで，ケアマネジャーやMSWなどの力を借りながら，さまざまなサービスをうまく利用し，家族の負担を軽減していけるとよいでしょう．

また，医療機関間の地域連携も必要です．たとえば，訪問診療を行うクリニックと病院とが連携し，在宅での療養が困難となった場合に緊急入院の受け入れが可能かどうかなどを事前に協議しておくことで，患者・家族も安心して在宅に移行できるでしょう．

在宅に移行する際には，患者本人・家族・医療者の間で提供する医療行為やケアの内容（たとえば，急変時に蘇生術や積極的な治療を行うかなど）についても，十分に共有されている必要があります．

医療者は療養中から看取りまで患者を人としての尊厳を持つ存在としてとらえ，安らかな死を迎えられるように全人的なサポートに努めます．そのため，身体的なケア以外の精神的ケアやスピリチュアルなケア，そして家族に対するケアなどを多職種で総合的に行っていきます．

ひとくちメモ

グリーフケア

看取りの後に家族にグリーフケアを行うこともあります．グリーフ（grief）は「深い悲しみ」という意味です．グリーフケアは家族などの身近な人の死に伴うさまざまな苦悩に対応し，乗り越えられるように支援することです．もちろん，看護師が家族の悲しみや苦しみといった思いを受け止めることもグリーフケアのひとつです．

緩和ケアに関するケアのポイント

［ 痛みの評価が重要！ ］

　がんの痛みと一口に言っても，内臓痛は場所がはっきりせず，絞られるような痛み，体性痛は場所がはっきりして体動に伴って増悪する痛み，神経障害性疼痛は電気が走るようなビリビリとした痛み，とそれぞれに特徴がみられます．

　痛みの種類に応じて，使用する薬剤が変わることもあるので，きちんと評価し，それを医師に伝えることができるようにしましょう．

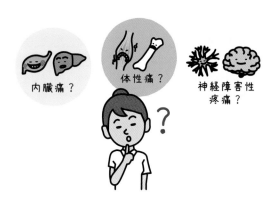

［ 便秘には薬剤以外のケアも有効！ ］

　オピオイドの副作用による便秘には，下剤や漢方製剤が使用されますが，その他にも水分摂取を増やしたり，腹部を温めたり，マッサージしたりなど患者自身でできる有効なケアもあるので，患者に提案できるとよいでしょう．

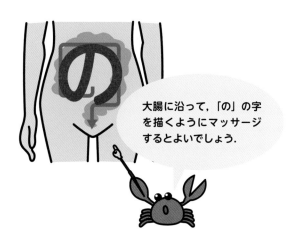

大腸に沿って，「の」の字を描くようにマッサージするとよいでしょう．

［ 患者の思いを受け止めよう！ ］

　がん患者は治療のこと，家庭や仕事のことなど，さまざまな不安を抱えています．患者と接する時間が最も多い看護師が，できるだけ思いを傾聴できるようにしましょう（p.90，第2章「6.患者・家族とのコミュニケーション」参照）．また，単に傾聴するだけでなく，悩みごとの内容や患者の状態によっては，がん相談支援センターなどを紹介したり，精神科などへの受診を促したりできるとよいでしょう．

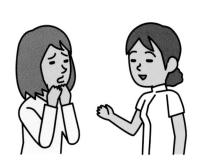

代替医療

代替医療とは？

代替医療は，補完代替医療（complementary and alternative medicine：CAM）とも呼ばれます．健康食品やサプリメントなどが代表的ですが，そのような"モノ系"だけでなく，"ヒト系"であるマッサージや鍼灸のほか，ヨガや瞑想などのようなセルフケアも含まれます．

欧州におけるハーブ療法とは？

欧州では，がん患者に対してサイコセラピー（心理療法）と合体させた形で行う芳香療法（アロマテラピー）が，代替医療として非常に重要な位置を占めています．

たとえば，がん患者がカウンセリングを受けながら，ラヴェンダーの精油でハンドトリートメントを受けた場合，精油の主成分であるリナロールや酢酸リナリルは，呼吸によって数分で血中に入り，血漿中濃度が20分程度で最大値となり，大脳辺縁系や視床下部を通り，免疫系や自律神経系に直接作用することが実証されています．不眠に悩んでいる患者の睡眠薬の量を徐々に減らし，薬を使わずして，安眠に誘う効果も挙げられています．

しかし，乳がんや子宮がん，前立腺がんなどでホルモン療法を受けている場合には使用してはいけない精油の成分もあるので，正しい使い方や精油の薬理作用についての理解が必要です．

がん患者が代替医療を行うのは OK？

がん患者がこれらの代替医療を取り入れてよいものか迷うことが多く，また，医療者も推奨してよいのかわからないことが，しばしばあります．

たとえばポリフェノールの多い飲食物やビタミンA・ビタミンCは，一見身体に良いかと思われますが，薬物療法中の患者がそれらを摂取すると活性酸素を発生させて，薬剤の作用を減弱させる可能性があります．また，大豆サプリメントはエストロゲンと構造が似ており，乳がんなどの治療に影響する可能性があります．このように患者が使いたいと希望した代替医療が，標準的な治療の効果を減弱させるような場合には，反対せざるを得ません．

また，代替医療の悪徳商法も存在し，患者が高額な支払いを続けていることが発覚する場合もあります．代替医療の見極め方の一助になるのが，厚生労働省による統合医療情報発信サイトのeJIM（evidence-based Japanese Integrative Medicine）です（https://www.ejim.ncgg.go.jp/public/index.html）.

もっとも，多くの代替医療は，「有効性が証明されていないが，禁止するほどの有害な作用もない」ため，「積極的には推奨しないが，使うことを容認して，経過観察する」という対応をとる場合が多いです．医療者が一方的に代替医療を禁止し，頭ごなしに患者を叱るなどということは，医療者と患者の関係を悪化させる危険性があります．なぜそのような代替医療を使いたいのか，患者の意見に傾聴し，今後の対応をともに考えていく方が適切です．

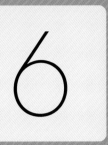

6 患者・家族とのコミュニケーション

患者や家族とのコミュニケーションも，とても重要なケアのひとつです．がん患者・家族はがんと告知されることでとても大きな不安を抱えています．なかには完治が難しい状態の患者もいます．そのような患者・家族が前向きに治療に向き合うには，コミュニケーションというケアが不可欠なのです．

1 患者とのコミュニケーション

POINT

患者にとって看護師は最も身近な医療者であることを意識して接する．

患者とのコミュニケーションはなぜ重要？

患者の最も身近にいて，患者が最も頼りにする医療者が看護師です．看護師が話しかけやすく，自分の話をよく聞いてくれるというだけで，患者にとってはどれほど救われることでしょうか．看護師とのコミュニケーションによって，患者が癒やされることもあるのです．

患者がうまく言葉で表現できないような苦しみや悩みを持っているときには，言葉ではなく，行動や態度でコミュニケーションを取ることもできます．看護師がそばにいて手を握ったり，体をさすったり，じっと寄り添っているだけでも，患者は安心できます．気がかりな入院患者には何度訪室しても多すぎることはありません．

コミュニケーションの基本は？

患者との話題のなかには，病状や個人的な話題など「他の患者や医療者には聞かれたくない」と感じる内容が含まれることも多いです．そのような話題のときには，たとえば大部屋ではカーテンを引いて視線を遮ったり，声の大きさに注意したりなどプライバシーに配慮しましょう．

また，患者の体調や年齢などによってコミュニケーションの方法を工夫したり，患者の価値観や考えに配慮するなど，それぞれの患者や置かれている状況に合わせた対応ができるとよいでしょう．**表1**にがん患者に接するときに看護師が身につけておきたい基本的なコミュニケーションスキルを示します[8]．

表1 | 基本的なコミュニケーションスキル

①**聴くための準備をする**
礼儀正しい態度で接する，身だしなみを整える，挨拶をする，自己紹介をする，まずは自分が落ち着く，静かで快適な場所やプライバシーの保たれた場所を設定する，座る位置に配慮する（患者が話しやすい距離），目や顔を見る，目線は同じ高さを保つ，時間を守る，患者の希望に合わせる，情報共有の希望を確認する，家族の同席の希望について確認する，患者の知りたくないという気持ちを尊重する

②**現状の理解を確認，問題点を把握する**
患者が現状についてどのように理解しているのか確認する，認識の確認，誤解の有無を知る，病気だけでなく患者自身への関心を示す，話し方や様子に注目する

③**効果的に傾聴する**
感情の表出を促し，その内容について批判や解釈を与えることなく傾聴する

④**応答するスキル**
患者が言いたいことを探索し理解する，相づちを打つ，患者の言うことを自分の言葉で言い換えるなどして理解したことを伝える

⑤**共感するスキル**
患者の気持ちを探索し理解する，沈黙を積極的に使う，患者の言葉を繰り返す

（市川智里：第2章 患者の意思決定支援 1．基本的コミュニケーションスキルの活用．田村恵子編，緩和ケア教育テキスト—がんと診断された時からの緩和ケアの推進，p.23，メディカ出版，2017より転載）

看護師の重要な役割は？

看護師のコミュニケーションの重要な役割のひとつに，患者と医師の橋渡しがあります．たとえば，患者が医師には話しにくいことやもっと尋ねたかったことを看護師に相談したりすることもあるでしょう．

このようなときは，専門用語を用いた医師との会話と，なるべく専門用語を使わず，わかりやすさを心がけた患者との会話とで，言葉を使い分けられるように意識しましょう（**図1**）．

看護記録のポイントは？

患者とどのようなコミュニケーションを取ったかは，なるべく詳細に看護記録に記載しておきましょう．「観察と記載」をモットーに，患者の自覚症状や他覚所見を細かく記載します．

実際に現場にいた人にしかわからないことも多いでしょう．特に，患者の言葉をそのまま記録しておくことが重要です．方言もそのまま書いて，できればそれがどういう意味かも付記しておくと，出身地の異なる他のスタッフが読んだときにもよく伝わります（**図2**）．

コミュニケーションスキルの "NURSE" って？

近年，がん患者の感情表出を助け，対応するためのコミュニケーションスキルとして，"NURSE" が注目されるようになりました．NURSE とは，Naming（命名），Understanding（理解），Respecting（承認），Supporting（支持），Exploring（探索）という5つのコミュニケーションスキルの頭文字を取ったものです（**図3**）[9]．詳しくは成書に譲りますが，興味のある人はぜひ勉強して，日々のコミュニケーションに役立ててみてください．

図1│会話の使い分け

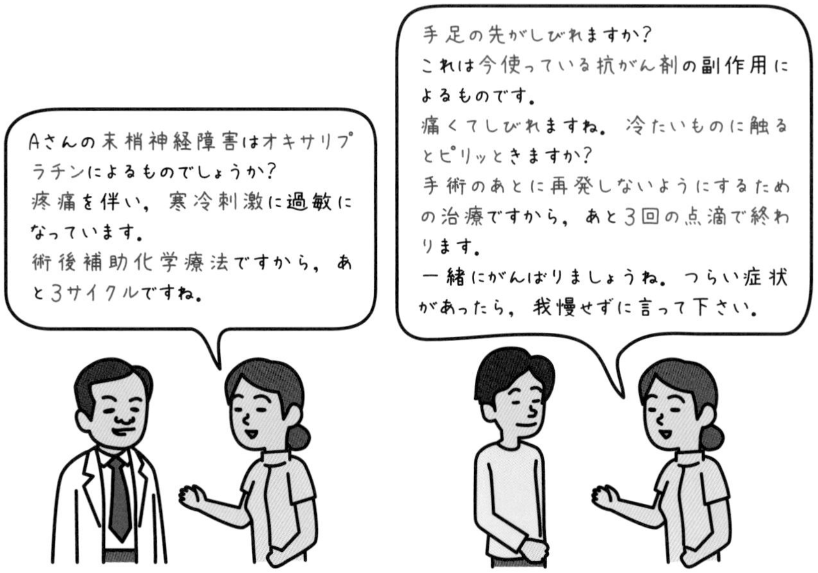

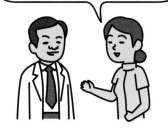

医師との会話

Aさんの末梢神経障害はオキサリプラチンによるものでしょうか？
疼痛を伴い，寒冷刺激に過敏になっています。
術後補助化学療法ですから，あと3サイクルですね。

患者との会話

手足の先がしびれますか？
これは今使っている抗がん剤の副作用によるものです。
痛くてしびれますね。冷たいものに触るとピリッときますか？
手術のあとに再発しないようにするための治療ですから，あと3回の点滴で終わります。
一緒にがんばりましょうね。つらい症状があったら，我慢せずに言って下さい。

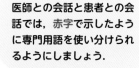

医師との会話と患者との会話では，赤字で示したように専門用語を使い分けられるようにしましょう。

図2│看護記録の記載例

Aさん（男性患者）の例
「今朝からはらの具合が悪いんや。からだ全体がてきない（だるい・ひどい）。くどいもんをたんと食べたさけかな（塩辛いものをたくさん食べたからかな）」

Bさん（女性患者）の例
「ちょっこし動いても，からだがひどーなる（ちょっと動いてもからだがつらくなる）。もう年やしね（もう年だからね）」

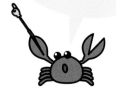

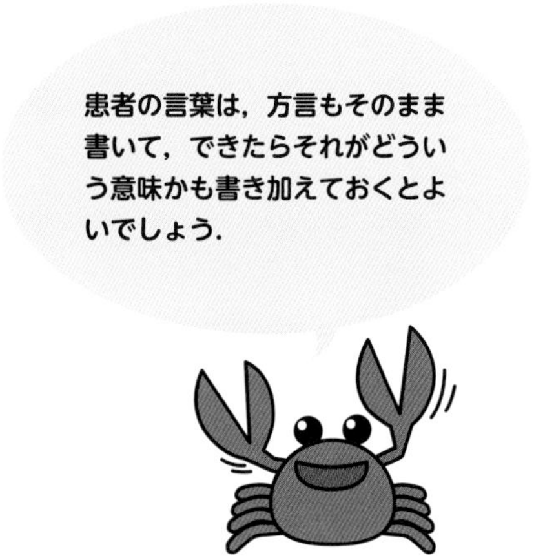

患者の言葉は，方言もそのまま書いて，できたらそれがどういう意味かも書き加えておくとよいでしょう。

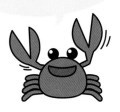

図3│NURSEとは

N	Naming：命名	患者から表出された感情に名前をつけ，受け入れていることを表明する．患者の話をよく聴いており，感情を適切に認識したというメッセージを送る．
U	Understanding：理解	患者が話す感情的な反応について，医療者がそのことは理解できると表明する．患者の感情は正当化され，受け入れられ，妥当なものとされる．
R	Respecting：承認	患者の感情に尊敬の意を表す．1つの感情に特化するのではなく，その思いや行動を心から承認する．
S	Supporting：支持	患者の状況に理解を示し，支援するための意欲とともに，協力して問題に向かおうと思っていることを表明する．
E	Exploring：探索	患者に起こっている状況を整理し，それが患者にとってどのような意味をもつのかを明確にしていく．

（關本翌子，栗原美穂，市川智里：NURSEとはどのようなコミュニケーションスキルか．日本がん看護学会監．患者の感情表出を促すNURSEを用いたコミュニケーションスキル，p.4，医学書院，2015より作成）

2 家族とのコミュニケーション

POINT

患者と同じくらい，家族との意思疎通や確認は重要．

家族とのコミュニケーションはなぜ重要？

「第2の患者」と呼ばれる家族とのコミュニケーションは，患者と同じくらいに重要です．特に，患者の状態が重症化して，意識レベルが低下したときなどは，家族との意思疎通が必須になります．必ず午後か夕方のしっかり時間の取れるときに，医師と看護師が同席して，病状の説明や今後の方針の確認ができるよう，看護師が率先してそのような場を作っていきましょう（図4）．

患者の病状が急速に進行したり，急変した場合に，専門的知識を持っている者にとっては自然の成りゆきに見えても，一般の人にとってはほとんど未知のことばかりで，戸惑いと感情の乱れが生じています．このようなときこそ，その患者のケアがよりよい方向へ向かうように，医療者がチームとなって家族とコミュニケーションを取り，皆が納得しながら，穏やかに患者に接することができるようにしたいものです．

図4 家族への説明時のポイント

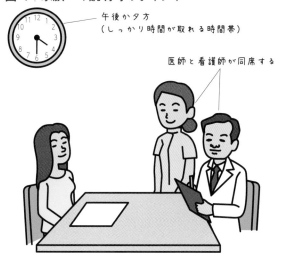

午後か夕方
（しっかり時間が取れる時間帯）

医師と看護師が同席する

がん患者の語り

■ 「がん患者の語り」とは？

　がん患者が自分の体験を語ることは，語る本人にとってはつらい面もありますが，自分の経験したこと振り返り，ほかの人に話すことで，楽になる場合があります．また，新しくがんと診断されたり，治療のことで悩んでいる患者や家族にとっては，同じような体験談を聞くことは，大変参考になります．まさに，その人でしか語れないことがあるのです．

■ 患者の語りを聞けるサイト？

　健康と病いの語りのデータベースであるディペックス・ジャパン（DIPEx-Japan）はそうした患者の語りを公開しており，乳がんや前立腺がん・大腸がん患者などのインタビューを視聴することができます（**図**）．インタビューからはがんになって，それをどのように受け止め，対処してきたかを知ることができます．患者の語りは医療者や学生にとってとても貴重です．これらの語りを知ることで，よりよい医療を考える契機にもなるでしょう．

■ NBM とは？

　患者の語りを物語（narrative ナラティブ）としてとらえて傾聴し，患者に最適の医療を提供しようとするのが「物語と対話に基づく医療（narrative-based medicine；NBM）」です．NBM は患者中心の医療には必須の要素です．一見，科学的根拠に基づく医療（evidence-based medicine：EBM）と相反するもののようにも思われますが，EBM と NBM は対立する概念ではなく，EBM の実践においては，患者の希望や価値観を尊重して，総合的な判断をします．EBM は決して NBM を否定しているわけではありませんので，誤解のないようにしてください．

図｜ディペックス・ジャパン

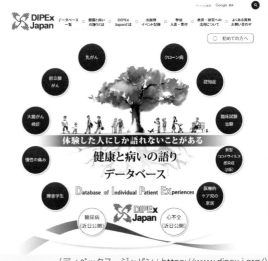

（ディペックス・ジャパン：https://www.dipex-j.org/）

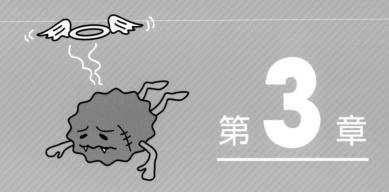

第 **3** 章

がん種別
知っておきたい知識と
ケアのポイント

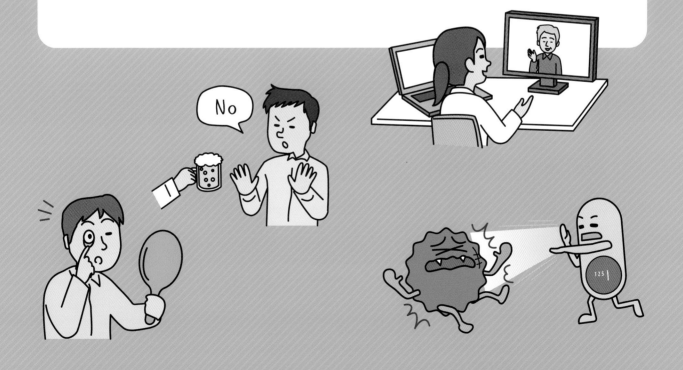

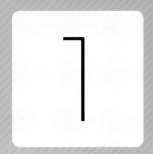

1 肺がん

肺がんはさまざまながん種のなかでも，最も死亡者数が多いがんで，2022 年の死亡者数は 76,663 人（男性 53,750 人，女性 22,913 人）と，男女合わせた順位は 1 位です．2019 年の罹患数は 126,546 例（男性 84,325 例，女性 42,221 例）で順位は第 2 位と患者数も多いです．

肺がんというとやはり，男性のとりわけ喫煙者がかかるがん，というイメージが強いようですが，なかには非喫煙女性でも発生することがあります．

1 肺がんとは

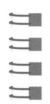 POINT

小細胞がんと**非小細胞がん**に分けられ，それぞれ経過や治療が異なる．

[どんな種類に分けられる？]

　肺がんは病理組織診断で小細胞がんと非小細胞がんに分類されます（**図 1**）．これらはそれぞれ臨床的に異なる経過を示します．さらに，非小細胞がんは扁平上皮がん・腺がん・大細胞がんなどに分類されます．

図 1 | 肺がんの分類

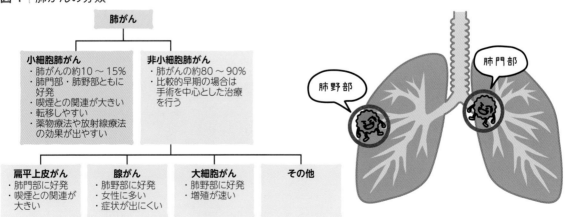

肺がん

小細胞肺がん	非小細胞肺がん
・肺がんの約10 〜 15% ・肺門部・肺野部ともに好発 ・喫煙との関連が大きい ・転移しやすい ・薬物療法や放射線療法の効果が出やすい	・肺がんの約80 〜 90% ・比較的早期の場合は手術を中心とした治療を行う

扁平上皮がん	腺がん	大細胞がん	その他
・肺門部に好発 ・喫煙との関連が大きい	・肺野部に好発 ・女性に多い ・症状が出にくい	・肺野部に好発 ・増殖が速い	

肺野部

肺門部

図2｜小細胞がんの特徴

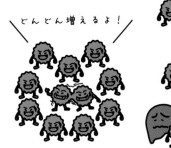

どんどん増えるよ！

増殖が活発

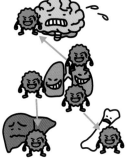

転移を起こしやすい

図3｜肺がんの症状

早期がん	進行がん

無症状　　咳・痰　　血痰　　胸痛

どのような病態？

　小細胞がんは，肺がん全体の約10〜15％を占めます．細胞増殖が活発で，転移を起こしやすいのが特徴です（**図2**）．薬物療法でいったん消えたと思われても別の部位に再発したり，脳転移も多くみられるため，治療が難航することも多いです．

　一方，非小細胞がんは早期発見すれば，予後は良好です．たとえばステージIAの場合では手術単独で完治する例も多いです．

どのような人がなりやすい？

　肺がんの原因と言えば喫煙を思い浮かべる人が多いでしょう．実際に全く喫煙しない人の約4倍の危険性があります．喫煙者以外に，自分では吸わなくても副流煙を吸う場合もあります．たばこ以外の危険因子としては，ディーゼル排ガス，アスベスト（石綿），クロム・ニッケルなどがあるので，これらを吸入しやすい環境（道路・工場・鉱山の現場）で働く人が肺がんになりやすいです．この他，家系内で肺がんが多い例があるので，遺伝的な背景のある人は要注意です．

どのような症状が出る？

　早期がんでは無症状のことが多いです．進行がんでは咳・痰が多く，特に血痰が特徴的です（**図3**）．血痰は，かつて肺結核が国民病とされていた時代には結核の主な症状として考えられていました．現代では，肺がんの主な症状となりました．その他，進行して胸膜に播種することなどにより胸痛を訴える患者もいます．

2 検査・診断法

！POINT

胸部X線→CT→生検…と検査を進めていく．

検査・診断はどのようなもの？

　まずは胸部X線検査が重要です．この基本的な検査で少しでも異常が認められれば，すぐにCTを行います．ここで，腫瘍が検出されれば，気管支鏡（内視鏡）を行い，可能であれば生検を試みます．

表 1｜肺がんのステージ分類

		N0	N1	N2	N3	M1a	M1b 単発 遠隔転移	M1c 多発 遠隔転移
T1	T1a（≦1cm）	IA1	ⅡB	ⅢA	ⅢB	ⅣA	ⅣA	ⅣB
	T1b（1〜2cm）	IA2	ⅡB	ⅢA	ⅢB	ⅣA	ⅣA	ⅣB
	T1c（2〜3cm）	IA3	ⅡB	ⅢA	ⅢB	ⅣA	ⅣA	ⅣB
T2	T2a（3〜4cm）	ⅠB	ⅡB	ⅢA	ⅢB	ⅣA	ⅣA	ⅣB
	T2b（4〜5cm）	ⅡA	ⅡB	ⅢA	ⅢB	ⅣA	ⅣA	ⅣB
T3	T3（5〜7cm）	ⅡB	ⅢA	ⅢB	ⅢC	ⅣA	ⅣA	ⅣB
T4	T4（>7cm）	ⅢA	ⅢA	ⅢB	ⅢC	ⅣA	ⅣA	ⅣB

【T】原発腫瘍
T1：腫瘍の充実成分径 ≦ 3cm，肺または臓側胸膜に覆われている，葉気管支より中枢への浸潤が気管支鏡上認められない（すなわち主気管支に及んでいない）
　T1mi：微少浸潤性腺癌：部分充実型を示し，充実成分径 ≦ 0.5cm かつ病変全体径 ≦ 3cm
　T1a：充実成分径 ≦ 1cm でかつ Tis・T1mi には相当しない
　T1b：充実成分径 > 1cm でかつ ≦ 2cm
　T1c：充実成分径 > 2cm でかつ ≦ 3cm
T2：充実成分径 > 3cm でかつ ≦ 5cm，または充実成分径 ≦ 3cm でも以下のいずれかであるもの
　・主気管支に及ぶが気管分岐部には及ばない
　・臓側胸膜に浸潤
　・肺門まで連続する部分的または一側全体の無気肺か閉塞性肺炎がある
　T2a：充実成分径 > 3cm でかつ ≦ 4cm
　T2b：充実成分径 > 4cm でかつ ≦ 5cm
T3：充実成分径 > 5cm でかつ ≦ 7cm，または充実成分径 ≦ 5cm でも以下のいずれかであるもの
　・壁側胸膜，胸壁（superior sulcus tumor を含む），横隔神経，心膜の

いずれかに直接浸潤
　・同一葉内の不連続な副腫瘍結節
T4：充実成分径 > 7cm，または大きさを問わず横隔膜，縦隔，心臓，大血管，気管，反回神経，食道，椎体，気管分岐部への浸潤，あるいは同側の異なった肺葉内の副腫瘍結節
【N】所属リンパ節
N0：所属リンパ節転移なし
N1：同側の気管支周囲かつ / または同側肺門，肺内リンパ節への転移で原発腫瘍の直接浸潤を含める
N2：同側縦隔かつ / または気管分岐下リンパ節への転移
N3：対側縦隔，対側肺門，同側あるいは対側の前斜角筋，鎖骨上窩リンパ節への転移
【M】遠隔転移
M0：遠隔転移なし
M1：遠隔転移がある
　M1a：対側肺内の副腫瘍結節，胸膜または心膜の結節，悪性胸水（同側・対側），悪性心嚢水
　M1b：肺以外の一臓器への単発遠隔転移がある
　M1c：肺以外の一臓器または多臓器への多発遠隔転移がある

表 1 は日本肺癌学会が作成及び発行した著作物に基づくものであり，当該の内容に関する質問，問い合わせ等は日本肺癌学会にご連絡ください
（日本肺癌学会編：臨床・病理 肺癌取扱い規約 第 8 版補訂版．p.3-4, 6, 金原出版，2021 より許諾を得て改変し転載）

内視鏡では届かない場合などでは CT ガイド下の生検を試みます．近年では胸腔鏡を用いて切除生検をすることもあります．

　生検によって病理学的に肺がんの診断がされたら，次は組織を用いて遺伝子診断をします．調べるのは，*EGFR*，*BRAF*，*MET*，*KRAS* の各遺伝子変異と，*ALK*，*ROS1*，*NTRK*，*RET* の各融合遺伝子の有無です．また，PD-L1 タンパクの発現の程度を検査します．その他に進行・再発がんでは血清

腫瘍マーカーとして CEA, CYFRA21-1, SCC などの値を測定します．これらの検査によってステージを確定させます．

　肺がんの TNM 分類とステージ分類を**表 1** に示します[1]．なお，小細胞肺がんの場合は TNM 分類以外に進行度を示すものとして，がんが片肺とその付近のリンパ節に限られた状態である「限局型」とそれを超えて進行している「進展型」という分類が用いられることもあります．

3 治療法

POINT

ステージによって手術，放射線療法，薬物療法を組み合わせる．

どのような治療法がある？

治療はステージによって手術，放射線療法，薬物療法を組み合わせます．手術単独で完治可能なステージIA から，遠隔転移を有するステージIV まで，さまざまな治療の選択肢があります．

手術はどのように行う？

非小細胞肺がんの場合，手術の適応となるのは，ステージIA，IB，IIA，IIB です．場合によってはステージIIIA でも行うことがあります（**図4**）[2]．

がんのある部位や大きさ，患者の状態によって，術式を使い分けます（**図5**）．がんの見つかった部分を肺葉ごと切除する肺葉切除や，片側の肺を全摘する片肺全摘のほか，肺機能が低下している場合や早期がんの場合には，病変部の肺葉の一部のみを切除する楔状切除や区域切除も行われます．また，浸潤した周辺の臓器なども併せて切除することもあります．また，転移の有無を判定するため，ほとんどの手術でリンパ節の郭清が行われます．

近年では開胸手術よりも，侵襲のより少ない胸腔鏡下手術が主になっています．

図4 非小細胞肺がんの治療

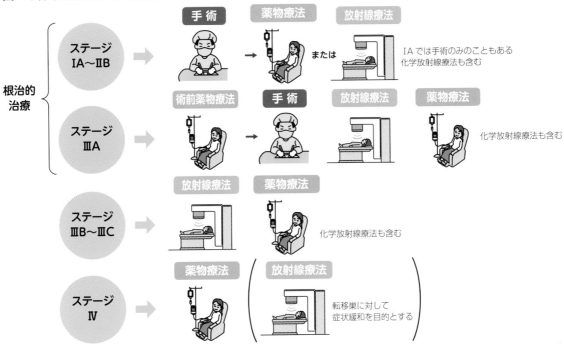

（文献 2) より作成）

図5｜肺がんの手術

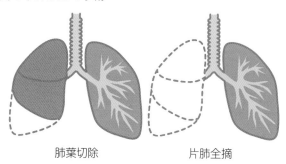

肺葉切除　　　　　片肺全摘　　　　　楔状切除　　　　　区域切除

放射線療法はどのように行う？

　放射線療法は，根治的治療として行う場合と，骨転移や脳転移などによって起こる症状の緩和のために行う場合があります（**図6**）．根治的な治療は，非小細胞がんでは手術不能なステージⅠ〜ⅢAが対象です．小細胞がんでは，限局型が対象となります．

薬物療法はどのように行う？

　*EGFR*遺伝子や*ALK*融合遺伝子に変異がみられれば，それらに特異的に効く分子標的薬（EGFRチロシンキナーゼ阻害薬やALK阻害薬）を選択します．進行した非小細胞肺がんでも*EGFR*遺伝子変異がある場合，EGFRチロシンキナーゼ阻害薬がよく効きます．

　遺伝子変異がない場合は，通常の抗がん剤（カルボプラチン，パクリタキセル，ドセタキセルなど）や分子標的薬のEGFRチロシンキナーゼ阻害薬（エルロチニブ），血管新生阻害薬（ベバシズマブ，ラムシルマブなど）で対応します．なお，切除不能な進行・再発の非小細胞肺がんには免疫チェックポイント阻害薬のニボルマブ（オプジーボ®）やペムブロリズマブ（キイトルーダ®），アテゾリズマブ（テ

図6｜肺がんにおける放射線療法の目的

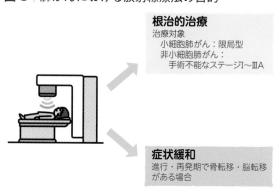

根治的治療
治療対象
　小細胞肺がん：限局型
　非小細胞肺がん：
　　手術不能なステージⅠ〜ⅢA

症状緩和
進行・再発期で骨転移・脳転移がある場合

セントリク®）のほか，ニボルマブとの併用でイピリムマブ（ヤーボイ®）が保険適用となっています．さらに，ステージⅢの非小細胞肺がんに対する化学放射線療法の維持療法として，デュルバルマブ（イミフィンジ®）も承認されています．

　薬物療法は単剤で使うこともありますが複数の薬剤を組み合わせることもあります．その組み合わせは進行がんの臨床試験で延命効果が認められたものが国際的な標準治療として採用されています．次ページに肺がんで用いられる治療薬の一覧を示します．

● 肺がんの主な治療薬

分類	一般名	剤形	商品名
細胞障害性抗がん剤			
代謝拮抗薬	テガフール・ウラシル配合剤	カプセル	ユーエフティ®配合カプセルT100
		顆粒	ユーエフティ®E配合顆粒T100，150，200
	ゲムシタビン	注射	ジェムザール®注射用200 mg，1 g
	テガフール・ギメラシル・オテラシルカリウム配合剤	カプセル	ティーエスワン®配合カプセルT20，25
		錠剤	ティーエスワン®配合OD錠T20，25
		顆粒	ティーエスワン®配合顆粒T20，25
	フルオロウラシル	注射	5-FU注250 mg，1000 mg
	ペメトレキセドナトリウム水和物	注射	アリムタ®注射用100 mg，500 mg
トポイソメラーゼ阻害薬	イリノテカン	注射	カンプト®点滴静注40 mg，100 mg
			トポテシン®点滴静注40 mg，100 mg
	エトポシド	カプセル	ベプシド®カプセル25 mg，50 mg
			ラステット®Sカプセル25 mg，50 mg
		注射	ベプシド®注100 mg
			ラステット®注100 mg／5 mL
	ノギテカン	注射	ハイカムチン®注射用1.1 mg
プラチナ製剤	カルボプラチン	注射	パラプラチン®注射液50 mg，150 mg，450 mg
	シスプラチン	注射	ランダ®注10 mg／20 mL，25 mg／50 mL，50 mg／100 mL
	ネダプラチン	注射	アクプラ®静注用10 mg，50 mg，100 mg
アルキル化薬	イホスファミド	注射	注射用イホマイド®1 g
	シクロホスファミド	散剤	経口用エンドキサン®原末100 mg
		錠剤	エンドキサン®錠50 mg
		注射	注射用エンドキサン®100 mg，500 mg
	ニムスチン	注射	ニドラン®注射用25 mg，50 mg
抗腫瘍性抗生物質	アクラルビシン	注射	アクラシノン®注射用20 mg
	アムルビシン	注射	カルセド®注射用20 mg，50 mg
	ドキソルビシン	注射	アドリアシン®注用10，50
	ブレオマイシン	注射	ブレオ®注射用5 mg，15 mg
	マイトマイシンC	注射	マイトマイシン注用2 mg，10 mg
微小管阻害薬	ドセタキセル	注射	タキソテール®点滴静注用20 mg，80 mg
			ワンタキソテール®点滴静注20 mg／1 mL，80 mg／4 mL
			ドセタキセル点滴静注液120 mg／12 mL
	パクリタキセル（アルブミン懸濁型）	注射	アブラキサン®点滴静注用100 mg
	パクリタキセル	注射	タキソール®注射液30 mg，100 mg
			パクリタキセル注射液150 mg
	ビノレルビン	注射	ナベルビン®注10，40
分子標的薬			
抗EGFR抗体薬	ネシツムマブ	注射	ポートラーザ®点滴静注液800 mg
EGFRチロシンキナーゼ阻害薬	ゲフィチニブ	錠剤	イレッサ®錠250
	エルロチニブ	錠剤	タルセバ®錠25 mg，100 mg，150 mg
	アファチニブ	錠剤	ジオトリフ®錠20 mg，30 mg，40 mg
	オシメルチニブ	錠剤	タグリッソ®錠40 mg，80 mg
	ダコミチニブ	錠剤	ビジンプロ®錠15 mg，45 mg
ALK阻害薬	クリゾチニブ	カプセル	ザーコリ®カプセル200 mg，250 mg
	アレクチニブ	カプセル	アレセンサ®カプセル150 mg
	ロルラチニブ	錠剤	ローブレナ®錠25 mg，100 mg
	セリチニブ	錠剤	ジカディア®錠150 mg
血管新生阻害薬	ベバシズマブ	注射	アバスチン®点滴静注用100 mg／4 mL，400 mg／16 mL
	ラムシルマブ	注射	サイラムザ®点滴静注液100 mg，500 mg
BRAF阻害薬	ダブラフェニブ	カプセル	タフィンラー®カプセル50 mg，75 mg
MEK阻害薬	トラメチニブ	錠剤	メキニスト®錠0.5 mg，2 mg
ROS1/TRK阻害薬	エヌトレクチニブ	カプセル	ロズリートレク®カプセル100 mg，200 mg
MET阻害薬	テポチニブ	錠剤	テプミトコ®錠250 mg
	カプマチニブ	錠剤	タブレクタ®錠150 mg，200 mg

免疫チェックポイント阻害薬

抗PD-1抗体薬	ニボルマブ	注射	オプジーボ®点滴静注20 mg，100 mg，120 mg，240 mg
	ペムブロリズマブ	注射	キイトルーダ®点滴静注100 mg
抗PD-L1抗体薬	アテゾリズマブ	注射	テセントリク®点滴静注1200 mg
	デュルバルマブ	注射	イミフィンジ®点滴静注120 mg，500mg
抗CTLA-4抗体薬	イピリムマブ	注射	ヤーボイ®点滴静注液20 mg，50 mg

■ COLUMN

原発不明がん

原発不明がんとは？

　原発巣がわからず，転移巣で発見されたがんで，全がん種の1〜5％を占めるといわれます．PET-CTなどの診断機器の進歩により，原発巣が発見されやすくなっているため，原発不明がんは減ってはいるものの，一定数の患者が発生しています．

　リンパ節腫脹，胸水，腹水，肝腫瘍，肺腫瘍，骨転移などが発見の契機になることが多いです．転移巣の生検による病理診断で腺がんなどの組織診断ができた場合は，PET-CTで全身の転移状況を把握します．このとき，乳がん・肺がん・膵がんなどが見つかることもあります．

治療は？

　精査しても診断がつかない場合，診療ガイドラインに従って，プラチナ系＋タキサン系の薬物療法を開始することが多いです．これは，原発巣を探すことにいたずらに時間を使うことなく，病気の進行を抑制するためです．

予後は？

　原発不明がんの予後は不良で，生存期間中央値は6〜9ヵ月，5年生存率は2〜6％とされています．しかし，なかには原発巣が推定され，それに基づいた治療によって予後の改善が期待できたり，リンパ節への転移の状態や肝転移の有無，血清アルブミンやLDHの値，performance status（PS）などによっては予後が良好と判断される場合もあります．

肺がんのケアのポイント

【 画像がすぐ出せるように！ 】

肺がんの診断では，胸部 X 線や CT などの画像が重要です．そこで，これらの画像が診療現場ですぐ出せるように準備しておきましょう．

【 まずはとにかく禁煙を！ 】

喫煙者には，手術をする場合，術後の合併症予防のため，術前からの禁煙が必要なことを説明しましょう．そうでなくとも，喫煙によって肺がんのリスクは急激に上がります．肺がんを疑われたらまず，禁煙するように指導しましょう．

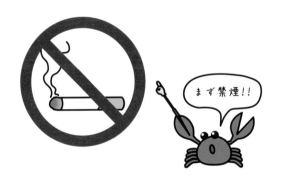

【 酸素飽和度や呼吸困難に注意！ 】

肺がん患者は慢性閉塞性肺疾患（COPD）を合併していることが多いです．酸素飽和度（SpO$_2$）の数値や呼吸困難の有無は欠かさずチェックが必要です．

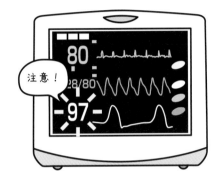

【 薬物療法の副作用に注意！ 】

肺がんにおける薬物療法で特に注意が必要な副作用は，プラチナ製剤では悪心・嘔吐と腎障害です．また，分子標的薬（特に EGFR チロシンキナーゼ阻害薬）では，間質性肺炎を起こしていないか細心の注意が必要です．

間質性肺炎を疑う初期症状

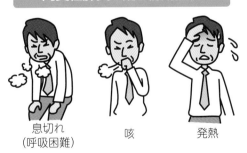

息切れ
（呼吸困難）　　　咳　　　発熱

2 乳がん

乳がんは女性のがんで最も患者数が多いがん（2019 年で 97,142 例）で，9 人に 1 人がかかるとも言われています（まれですが，男性の乳がんもあります）.

しかし，死亡数は全がん種のなかで第 4 位（女性）ですので（2022 年で 15,912 人），早期発見されて治癒する例が比較的多いがんであるとも言えるでしょう.

1 乳がんとは

POINT

悪性度や発生母地，サブタイプによって分類される.

[**どんな種類に分けられる？**]

　乳がんは，まず悪性度に関連して，非浸潤がんと浸潤がんに分類されます（**図 1**）.また発生母地の面から乳管がんと小葉がんに分類されます（**図 2**）.さらに，生検や手術によって細胞を採取し，免疫染色法でサブタイプを決定します.サブタイプは，ホルモン受容体と HER2 の発現の有無によってルミナール A，ルミナール B，HER2 リッチ，トリプルネガティブの 4 つのサブタイプに分類されます（**図 3**）.これらの分類は治療方針に直結します.

[**どのような人がなりやすい？**]

　エストロゲンに曝露される期間が長い人（初潮が早い，閉経が遅い，出産や授乳の経験がない），遺伝的背景がある人（家系内に乳がんや卵巣がんが多い），喫煙者や飲酒者が乳がんになりやすいとされ

ています.

[**どのような症状が出る？**]

　乳がんは乳房の外側上部（C 領域）に好発します（**図 4**）.自覚症状として，乳房のしこりとして触れることが多いです.その他には，表面にえくぼのような凹みやひきつれができたり，赤く炎症を起こしたような皮膚症状が起こることなどもあります.すでに転移が起こっている場合には，リンパ節が腫れたり，骨転移による骨の痛みが生じます.

[**転移はするの？**]

　乳がんは早期から骨髄に転移して生き続けることがあります.骨髄への転移は手術から 5 年後以降の晩期再発の原因になっているともされ，10 年や 20 年後の再発もまれではありません.

図1 非浸潤がんと浸潤がん

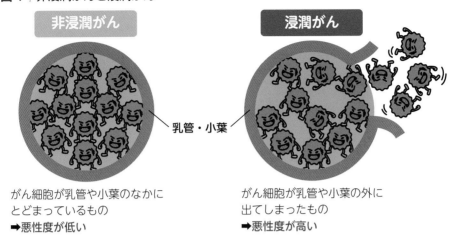

非浸潤がん　　　　　　　　浸潤がん

乳管・小葉

がん細胞が乳管や小葉のなかに
とどまっているもの
➡悪性度が低い

がん細胞が乳管や小葉の外に
出てしまったもの
➡悪性度が高い

図2 乳管がんと小葉がん

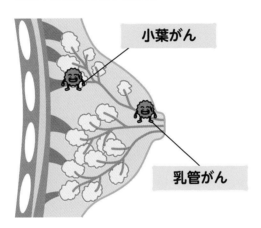

小葉がん

乳管がん

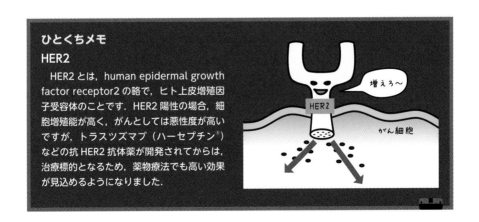

ひとくちメモ
HER2

　HER2とは，human epidermal growth
factor receptor2 の略で，ヒト上皮増殖因
子受容体のことです．HER2陽性の場合，細
胞増殖能が高く，がんとしては悪性度が高い
ですが，トラスツズマブ（ハーセプチン®）
などの抗HER2抗体薬が開発されてからは，
治療標的となるため，薬物療法でも高い効果
が見込めるようになりました．

増えろ〜

がん細胞

図3 | 乳がんのサブタイプ

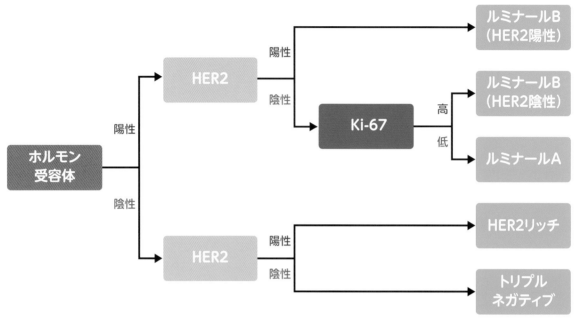

Ki-67：がんの増殖性を判定する値
トリプルネガティブ：エストロゲン受容体，プロゲステロン受容体，HER2の3つが陰性のタイプ

図4 | 乳がんの好発部位（右側乳房の場合）

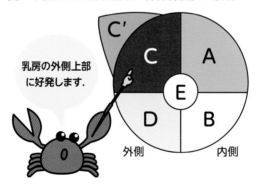

2 検査・診断法

! POINT

マンモグラフィや超音波などの画像診断，生検などを行う.

検査・診断はどのようなもの？

マンモグラフィ（乳房 X 線検査）で早期発見される場合もあります．しかし，若い人では乳腺が発達しているため，マンモグラフィでは乳腺が白く写ってしまい，発見しにくいことから，超音波検査が有用なこともあります．そのため，疑わしい病変には超音波検査は必須です．その他の画像検査としては，乳房の造影 MRI も診断能が高いです．

乳がんの確定診断後は，全身の転移状況の検索のために PET-CT を行います．血液検査では腫瘍マーカーのうち，CEA，CA15-3，BCA225，NCC-ST-439などを測定します．

これらの検査によって，ステージを確定させます．ステージはしこりの大きさと広がり（T），領域リンパ節への転移の有無（N），遠隔転移の有無（M）で判断され，0，Ⅰ，ⅡA，ⅡB，ⅢA，ⅢB，ⅢC，Ⅳに分けられます[1]．まず，ステージ 0 は非浸潤がん，Ⅰ以上は浸潤がんです．しこりが 2 cm以下でリンパ節や全身への転移がない場合（ステージ 0〜Ⅰ）は，早期乳がんと診断されます．ステージⅡA はしこりの大きさが 2 cm 以下で腋窩リンパ節転移あり，または 2〜5 cm 以下で腋窩リンパ節転移のないもの，ステージⅡB はしこりの大きさが2〜5 cm 以下でリンパ節転移のあるもの，5 cm 以上で腋窩リンパ節転移のないものです．ステージⅢA は腋窩リンパ節か内胸リンパ節に転移のあるもの，ステージⅢB はしこりが胸壁に固定されたり，皮膚に現われた状態です．ステージⅢC は腋窩リンパ節と内胸リンパ節の両方に転移があるもの，または鎖骨の上または下のリンパ節に転移があるものです．遠隔転移が見られれば，ステージⅣとなります．また，併せて生検や手術でがん細胞を採取し，サブタイプ分類を決定します．

3 治療法

! POINT

サブタイプやステージによって手術, 放射線療法, 薬物療法を組み合わせる.

どのような治療法がある？

ステージ0〜ⅢAの場合は，外科手術，放射線療法，薬物療法を組み合わせます（**図5**）[2, 3]．ステージⅢB，ⅢC，Ⅳなどの場合は，転移個数が少ない場合は手術や放射線療法などの局所治療がなされる場合がありますが，基本的には主に薬物療法を行います．

どのような手術を行う？

手術では，病変部の乳房を切除します．がんの大きさや個数などによって，乳房を全摘出する場合と乳房を温存する場合（部分切除）があります（**図6**）．最近では術前薬物療法（p.57，第2章「3.がんの治療② 全身療法（薬物療法）」参照）が発達しており，これまで乳房温存ができないと考えられていた病変でも，術前薬物療法で病変を縮小・消失させることで，乳房温存手術ができるようになった例も増えています．また，切除後に行う乳房再建術も保険適用の範囲が広がってきています．

手術でリンパ節を郭清するのはなぜ？

乳がんの晩期再発の危険因子はリンパ節転移と腫瘍の大きさ（5cm以上）です．そこで，リンパ節への転移がわかっていないときにはセンチネルリンパ節生検を行います．センチネルとは「見張り」という意味です．術中にがんが最初に転移すると思われるリンパ節（センチネルリンパ節）を摘出し，検査を行うことでリンパ節への転移を判定します（**図7**）．そこでもし，転移がみられればリンパ節郭清を行います．

手術の後はどうする？

手術の後には，局所再発を予防するために放射線療法を行います．さらに，術後補助薬物療法を行います．加えてHER2陽性例では，分子標的薬（抗HER2抗体薬）であるトラスツズマブ（ハーセプチン®）を1年間（3週間ごと，計18回）点滴注射します．また，ホルモン受容体陽性例では，5年間のホルモン療法を行います．

図5 乳がんの治療

術前薬物療法　→　手　術　→　放射線療法　→　術後補助薬物療法

ステージ0〜Ⅰでは
行わないこともある

ステージⅢB, ⅢC, Ⅳでは
基本的には主に
薬物療法を行います.

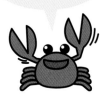

（文献2, 3）より作成

図6 | 乳房温存手術

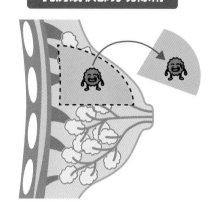

図7 | センチネルリンパ節生検

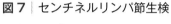

腋窩リンパ節

センチネル
リンパ節

腫瘍の周囲に微量の放射性同位
元素や色素を注射することで，
センチネルリンパ節を見つけ出
し，生検します．

表1 | サブタイプ別の薬物療法

ルミナールA	ホルモン療法薬
ルミナールB（HER2陰性）	ホルモン療法薬＋細胞障害性抗がん剤
ルミナールB（HER2陽性）	ホルモン療法薬＋細胞障害性抗がん剤＋抗HER2薬
HER2リッチ	細胞障害性抗がん剤＋抗HER2薬
トリプルネガティブ	細胞障害性抗がん剤

　なお近年，手術で摘出したがん細胞が持つ多数の遺伝子を同時に解析することで，術後の再発リスクや術後補助薬物療法の必要性・有効性を判断する方法（oncotype DX®など）も開発され，保険適用になっています．

薬物療法はどのように行う？

　薬物療法では，サブタイプごとに細胞障害性抗がん剤，ホルモン療法薬，分子標的薬（抗HER2抗体薬）を使い分けます（表1）．また，免疫チェックポイント阻害薬として，2019年にPD-L1陽性の手術不能または再発トリプルネガティブ乳がんに対してアテゾリズマブ（テセントリク®）がnab-パクリタキセル（アブラキサン®）との併用で承認されました．次ページに乳がんで用いられる治療薬の一覧を示します．

● 乳がんの主な治療薬

分類	一般名	剤形	商品名
細胞障害性抗がん剤			
代謝拮抗薬	テガフール・ウラシル配合剤	カプセル	ユーエフティ®配合カプセルT100
		顆粒	ユーエフティE®配合顆粒T100，150，200
	テガフール・ギメラシル・オテラシルカリウム配合剤	カプセル	ティーエスワン®配合カプセルT20，25
		錠剤	ティーエスワン®配合OD錠T20，25
		顆粒	ティーエスワン®配合顆粒T20，25
	ゲムシタビン	注射	ジェムザール®注射用200 mg，1 g
	フルオロウラシル	注射	5-FU注250 mg，1000 mg
	カペシタビン	錠剤	ゼローダ®錠300
	ドキシフルリジン	カプセル	フルツロン®カプセル200
	メトトレキサート	注射	注射用メソトレキセート®5 mg，50 mg
トポイソメラーゼ阻害薬	イリノテカン	注射	カンプト®点滴静注40 mg，100 mg トポテシン®点滴静注40 mg，100 mg
プラチナ製剤	カルボプラチン	注射	パラプラチン®注射液50 mg，150 mg，450 mg
アルキル化薬	シクロホスファミド	散剤	経口用エンドキサン®原末100 mg
		錠剤	エンドキサン®錠50 mg
		注射	注射用エンドキサン®100 mg，500 mg
抗腫瘍性抗生物質	アクラルビシン	注射	アクラシノン®注射用20 mg
	ドキソルビシン	注射	アドリアシン®注用10，50
	マイトマイシンC	注射	マイトマイシン注用2 mg，10 mg
	エピルビシン	注射	エピルビシン塩酸塩注射液10 mg／5 mL，50 mg／125 mL エピルビシン塩酸塩注射用10 mg，50 mg
	ピラルビシン	注射	ピノルビン®注射用10 mg，20 mg，30 mg テラルビシン®注射用10 mg，20 mg
	ミトキサントロン	注射	ノバントロン®注10 mg，20 mg
微小管阻害薬	ドセタキセル	注射	タキソテール®点滴静注用20 mg，80 mg ワンタキソテール®点滴静注20 mg／1 mL，80 mg／4 mL ドセタキセル点滴静注液120 mg／12 mL
	パクリタキセル（アルブミン懸濁型）	注射	アブラキサン®点滴静注用100 mg
	パクリタキセル	注射	タキソール®注射液30 mg，100 mg パクリタキセル注射液150 mg
	ビノレルビン	注射	ナベルビン®注10，40
	エリブリン	注射	ハラヴェン®静注1 mg
分子標的薬			
チロシンキナーゼ阻害薬	ラパチニブ	錠剤	タイケルブ®錠250 mg
mTOR阻害薬	エベロリムス	錠剤	アフィニトール®錠2.5 mg，5 mg
CDK4／6阻害薬	パルボシクリブ	カプセル	イブランス®カプセル25 mg，125 mg
		錠剤	イブランス®錠25 mg，125 mg
	アベマシクリブ	錠剤	ベージニオ®錠50 mg，100 mg，150 mg
抗体療法薬	トラスツズマブ　エムタンシン	注射	カドサイラ®点滴静注用100 mg，160 mg
	トラスツズマブ	注射	ハーセプチン®注射用60，150
	トラスツズマブ　デルクステカン	注射	エンハーツ®点滴静注用100 mg
	ペルツズマブ・トラスツズマブ・ボルヒアルロニダーゼ　アルファ	注射	フェスゴ®配合皮下注MA，IN
	ペルツズマブ	注射	パージェタ®点滴静注420 mg／14 mL
血管新生阻害薬	ベバシズマブ	注射	アバスチン®点滴静注用100 mg／4 mL，400 mg／16 mL
PARP阻害薬	オラパリブ	錠剤	リムパーザ®錠100 mg，150 mg

ホルモン療法薬				
アロマターゼ阻害薬	アナストロゾール	錠剤	アリミデックス®錠1 mg	
	エキセメスタン	錠剤	アロマシン®錠25 mg	
	レトロゾール	錠剤	フェマーラ®錠2.5 mg	
抗エストロゲン薬	タモキシフェン	錠剤	ノルバデックス®錠10 mg，20 mg	
	トレミフェン	錠剤	フェアストン®錠40，60	
	フルベストラント	注射	フェソロデックス®筋注250 mg	
黄体ホルモン製剤	メドロキシプロゲステロン	錠剤	ヒスロン®H錠200 mg	
LR-RHアゴニスト	リュープロレリン	注射	リュープリン®注射用3.75 mg リュープリン®注射用キット3.75 mg リュープリン®SR注射用キット11.25 mg リュープリン®PRO注射用キット22.5 mg	
	ゴセレリン	注射	ゾラデックス®3.6 mgデポ，LA10.8 mgデポ	
免疫チェックポイント阻害薬				
抗PD-1抗体薬	ペムブロリズマブ	注射	キイトルーダ®点滴静注100 mg	
抗PD-L1抗体薬	アテゾリズマブ	注射	テセントリク®点滴静注840 mg	

■ COLUMN

骨転移

■ 骨転移はなぜ重要？

がんはさまざまな臓器に転移しますが，骨転移は痛みや病的骨折，神経麻痺によって，重大な QOL の低下をきたします．

なお，特に骨転移をきたしやすいがん種は，前立腺がん・乳がん・肺がんなどです．

■ 診断と治療は？

診断には骨シンチグラフィや PET-CT などが用いられますが，根本的に治癒させるのは困難です．そこで，主に疼痛緩和を目的に放射線療法が選択されますが，ベッド上で十数分程度の安静臥床ができないと緩和的放射線療法は受けられません．また，骨折などの緊急事態の場合には，外科的な整復手術が行われることもあります．

薬物療法としては，ビスホスホネートやデノスマブなどの骨修飾薬を用います．骨修飾薬は，破骨細胞による骨吸収を抑制することで骨転移の進行を抑制します．しかし，これらの骨修飾薬は顎骨壊死を起こすことがあるので，投与前には歯科の診療を必ず受け，齲歯（うし）などの治療は済ませておく必要があります．また，抜歯・インプラント治療・歯周病の手術なども骨修飾薬投与中は避けるべきです．

乳がんのケアのポイント

【 術後のリンパ浮腫に注意！ 】

　以前より減少はしましたが，リンパ節郭清を伴う手術後にリンパ浮腫が起こることがあります．リンパ浮腫は一度起こってしまうと，完全に治癒させることは難しく，急激に悪化することもあるので，予防のためのケアやリハビリを行い，早期発見できるよう，注意を促します．

　対処法としては，リンパドレナージや弾性包帯・着衣を用いた圧迫療法などがあります．

リンパ浮腫の予防

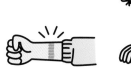圧迫を防ぐ　感染予防　体重管理

【 正しい知識を伝えよう！ 】

　近年では，薬物療法をはじめとしたそれぞれの治療に対する副作用対策（p.64，第2章「4.支持療法」参照）が発達してきています．

　そこで，古い知識や周囲の人の話，インターネット上の間違った情報に影響されないよう，正しい知識を学んで治療を受けてもらえるように，ていねいに説明します．

【 ボディイメージの変化に対する思いを受け止めよう！ 】

　治療に伴い，乳房を失うことや抗がん剤による脱毛に，患者は強いショックを受けます．これらのボディイメージの変化を受け止めていく過程はさまざまです．看護師が患者の思いを傾聴できるとよいでしょう．

　また，状態にあわせた補正下着やウイッグなど，外見の変化に対応できる製品も数多く発売されているので，それらの情報提供も行います．

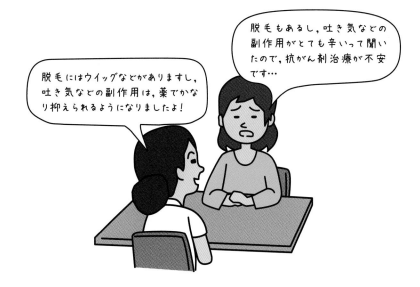

アピアランスケア

アピアランスケアとは？

　アピアランスケアは英語で "appearance care" と書きます．アピアランスは外見という意味なので，外見をケアするということです．具体的にはがん治療に伴うさまざまな外見の変化，たとえば薬物療法の副作用である脱毛や皮膚・爪の変化などに対するケアや，外科手術・放射線療法後の皮膚の変化に対するケアなどをさします．

　アピアランスケアは「より美しく」という美容的なケアとは異なり，治療前の状態に近づけて，患者が社会生活を継続しながら治療を受けられるようにすることを主眼としています．アピアランスケアによって，それまで外に出ることに消極的になっていた患者が外見を気にすることなく，さまざまな活動に参加できるようになることも多いです．

なぜ，アピアランスケアが必要？

　アピアランスケアが必要とされるようになった背景には，近年のがん治療，特に薬物療法や放射線療法が外来に移行し，仕事などの社会生活を継続しながら治療を受けることが多くなったこと，薬物療法に関しては，悪心・嘔吐や血球減少などの副作用への対処法が進歩し，外見のケアにも目を向ける余裕が出てきたことなどがあります．

　たとえば，女性で最も罹患数が多い乳がんの治療では，薬物療法の副作用である脱毛（頭髪・眉毛・睫毛）や爪（割れ・剥がれ・変色）・皮膚の変化（手足症候群・色素沈着・爪囲炎・乾皮症），手術による瘢痕や放射線皮膚炎，リンパ浮腫，さらには乳房の喪失感などが起こります．そのため，乳がんはアピアランスケアの対象になる患者数や症状・所見が最も多いがん種ともいえるでしょう．

アピアランスケアは誰が行う？

　アピアランスケアを実施するためには，多職種連携が必須です．特に，看護師が重要な役割を担います．また，治療方針を決定する医師（皮膚・爪の変化には皮膚科医が重要です），治療薬の副作用に詳しい薬剤師，地域連携に詳しい医療ソーシャルワーカー，さらには病院外でも美容師やメークアップアドバイザー，ネイリストなど，多くの職種が関わります．なお，美容師など医療職以外がアピアランスケアを行うためには，医学的知識も求められます．そこで，医療施設で行われる研修会などに参加し，最近のがん医療の動向や具体的な治療法とその副作用などについて学ぶこともあります．

食道がん

 2019 年の食道がんの罹患数は 26,382 例（男性 21,719 例，女性 4,663 例）で男女合わせた順位は 11 位，2022 年の死亡数は 10,918 人（男性 8,790 人，女性 2,128 人）で順位は 10 位です．男性に多いがんです．

1 食道がんとは

❗POINT

明らかな危険因子が挙げられており，予防と早期発見が重要．

[どんな種類に分けられる？]

食道は長さが約 25 cm，太さが 2〜3 cm の管状の臓器で，蠕動によって食物を口から胃へ送る役割を担っています．なお，食道は通路であって，食べ物を消化しません．その上皮は舌や咽頭と同じように扁平上皮細胞からなっています．

食道の周囲には，肺・心臓・大動脈など，人体の重要な構造物が存在しています．食道の大部分は胸部にありますが，頸部と腹部にも一部顔を出しています．また，胸部食道を上部・中部・下部に分け，中部食道がんなどとよびます（図 1）．腹部食道がんは「食道胃接合部がん」ともよばれることがあります．

がんは胸部食道に最もできやすいです．日本人の食道がんの 90% は扁平上皮がんで，一方欧米では腺がんが多いですが，逆流性食道炎による腺がんが近年増加中です．

図 1 | 食道がん

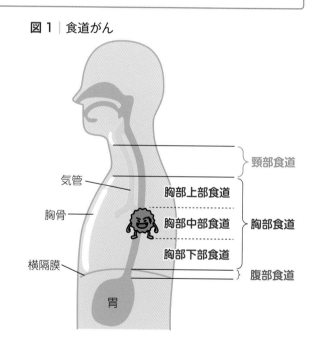

頸部食道

気管

胸部上部食道

胸骨

胸部中部食道 — 胸部食道

胸部下部食道

横隔膜

腹部食道

胃

どのような人がなりやすい？

飲酒や喫煙が危険因子であるため，男性に多いです．「お酒を飲んで顔が赤くなる人」が食道がんになりやすい理由については，第1章「3.がんの誘因・危険因子」（p.16）を参照してください．また，逆流性食道炎も腺がんの発症に関与しています．さらに，熱い食べ物や飲み物をそのまま無理に飲み込むと食道粘膜を傷つけるため，食道がんの発生リスクが高まります．

どのような症状が出る？

食道は飲食物が胃に送られる通路ですから，がんができて内腔が狭くなれば食物が飲み込みにくくなります．さらに飲み込むときに痛かったり，しみたりします（**図2**）．しかし，早期の場合は無症状です．

遠隔転移がある場合は，その臓器の症状が出ます．肺転移であれば，呼吸困難・胸痛・咳など，肝転移であれば全身倦怠感・腹痛・腹部膨満感・黄疸など，骨転移であれば肩・背部・腰部などの疼痛や病的骨折などです．

転移はするの？

食道がんはリンパ節に転移することが多く，他には肺や肝臓，骨などへの転移があります．食道は胃や大腸と異なり，外側を覆う漿膜がないため，比較的早い段階から転移しやすいとされています．

図2 食道がんの症状

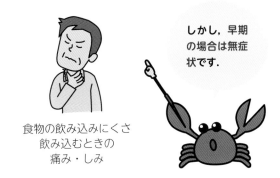

しかし，早期の場合は無症状です．

食物の飲み込みにくさ
飲み込むときの
痛み・しみ

---

2 検査・診断法

!POINT

内視鏡で早期がんを発見するように努める．

どのような検査をする？

毎年の上部消化管内視鏡検査時には，食道がんがないか画像処理や色素を使って丹念に診てもらうことが重要です．そして生検によって組織型を決定します．

もし内視鏡で進行がんと考えられた場合は，周囲臓器への浸潤や遠隔転移の有無を，超音波内視鏡検査，造影CT，PET-CTで精査します．

腫瘍マーカーでは扁平上皮がんのマーカーであるSCCや腺がんのマーカーであるCEAなどを測定します．

ステージはどのように決める？

食道がんの進行度は病変の深さとリンパ節転移・遠隔転移のTNM分類で決定されます．深さでは，**表1**のようにT1a（粘膜内まで），T1b（粘膜下層まで），T2（筋層まで），T3（外膜まで），T4（周囲臓器に浸潤）に分類されます[1]．胃がん・大腸がんであればT1までは早期がんですが，食道がんで

はT1でも早期からリンパ節転移をきたしやすいことから，表在がんとよんでいます.

表1 食道がんのステージ分類

	N0	N1	N (2-3) M1b	M1a
T0, T1a	0	II	IIIA	IVB
T1b	I	II	IIIA	IVB
T2	II	IIIA	IIIA	IVB
T3r	II	IIIA	IIIA	IVB
T3br	IIIB	IIIB	IIIB	IVB
T4	IVA	IVA	IVA	IVB

【T】壁深達度
T0：原発巣としての癌腫を認めない
T1：表在癌（原発巣が粘膜内もしくは粘膜下層にとどまる病変）
　T1a：原発巣が粘膜内にとどまる病変
　T1b：原発巣が粘膜下層にとどまる病変
T2：原発巣が固有筋層にとどまる病変
T3：原発巣が食道外膜に浸潤している病変
　T3r：切除可能（画像上，他臓器浸潤が否定的なもの）
　T3br：切除可能境界（画像上，他臓器浸潤が否定できないもの）
T4：原発巣が食道周囲臓器に浸潤している病変

【N】リンパ節転移の程度
N0：領域リンパ節転移なし.
N1：1〜2個の領域リンパ節に転移あり.
N2：3〜6個の領域リンパ節に転移あり.
N3：7個以上の領域リンパ節に転移あり.

【M】遠隔臓器および遠隔リンパ節転移
M0：遠隔臓器転移を認めない.
M1a：郭清効果の期待できる領域外リンパ節に転移を認める.
M1b：Ma1以外の領域外リンパ節もしくは遠隔臓器転移を認める.

（日本食道学会編：臨床・病理 食道癌取扱い規約 第12版. p.9-10, 29-31, 金原出版, 2022より改変）

3 治療法

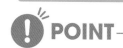

POINT

ステージによって**各種治療法**を単独あるいは併用で用いる.

どのような治療法がある？

治療法としては，内視鏡的治療，外科的手術，放射線療法，化学放射線療法，薬物療法などがあり，ステージによって使い分けられています（**図3**）[2]. ただし，全身状態が悪い場合は，best supportive care（BSC）となります.

内視鏡治療はどのように行う？

無症状で偶然内視鏡で発見された場合は食道が温存できる内視鏡的治療で完治できる場合が多いです. ステージ0では，内視鏡的粘膜切除術（endoscopic mucosal resection：EMR），ステージ0〜Iでは，内視鏡的粘膜下層剥離術（endoscopic submucosal dissection：ESD）を行います（p.51，第2章「2. がんの治療① 局所療法」参照）. 内視鏡的治療で得た組織を顕微鏡で検査し，取り切れていない，ある

図3 食道がんの治療

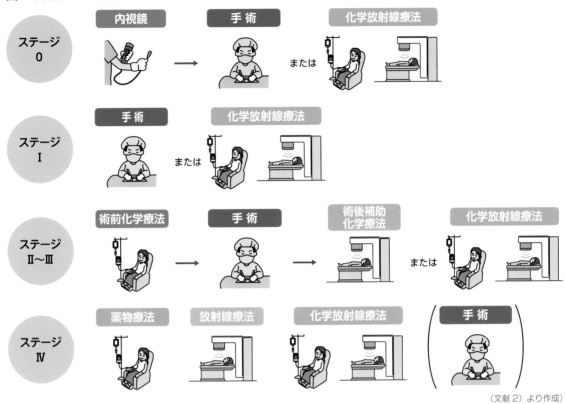

（文献2）より作成）

図4 食道の狭窄への治療

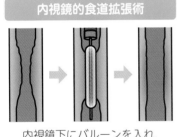

内視鏡下にバルーンを入れ，
拡張する

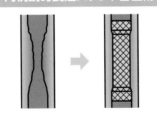

内視鏡下にステントを留置し，
拡張する

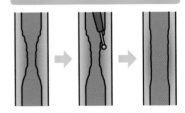

内視鏡下に電気メスを入れ，
切開する

いはリンパ節転移の可能性が高いと判断された場合
は，追加の内視鏡的治療・放射線療法・化学放射線
療法が必要です．

　治療後に狭窄が残り，通過障害がみられることも

あります．その際には内視鏡的食道拡張術（endoscopic
balloon dilation：EBD）や内視鏡的食道ステント留置
術，内視鏡的食道狭窄解除術（radial incision cutting：
RIC 法）を行います（**図4**）．

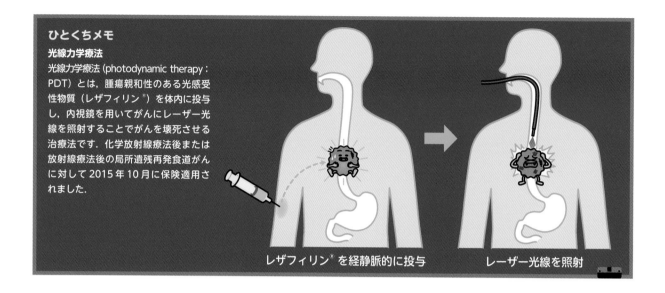

レザフィリン®を経静脈的に投与　　　　レーザー光線を照射

手術はどのように行う？

食道がんの治療では外科手術が最も一般的です．手術によりがん病変を完全切除できると考えられ，また心肺機能を含めた全身状態が良好であれば，外科手術の適応です．手術では，病巣とともにリンパ節を含む周囲の組織を切除できます．

手術は大きく，食道の切除・リンパ節の郭清・食道の再建に分けられます．通路である食道を切除するので，かわりの通路を作る再建術が必須です．術式は食道がんの発生部位によって異なり，用いる臓器も違ってきます（図 5）．術後の合併症には，肺炎，縫合不全，肝・腎・心障害などがあります．

最近は胸腔鏡・縦隔鏡・腹腔鏡などの内視鏡補助下の手術法が発達し，患者への負担が軽くなりました．さらに 2018 年 4 月からはロボット手術も食道がんに保険適用になりました．

図5 | 食道がんの再建術

種類		特徴
頸部食道がん	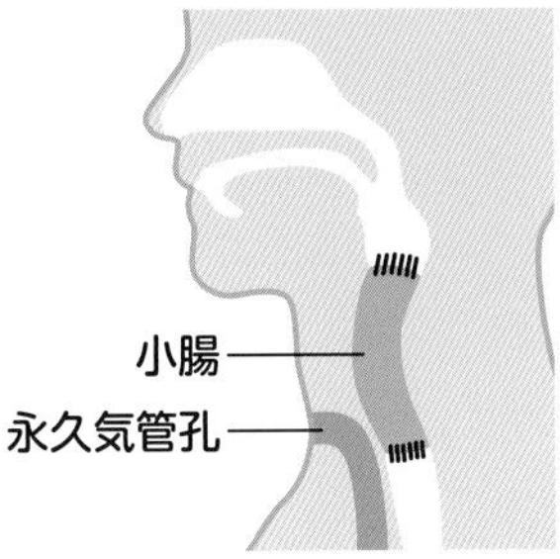 小腸 — 永久気管孔 —	・喉頭を切除する場合，声帯が失われて自然な発声ができなくなる. ・鎖骨上の皮膚に永久気管孔を作製する. ・食道再建は小腸を用いることが多い.
胸部食道がん	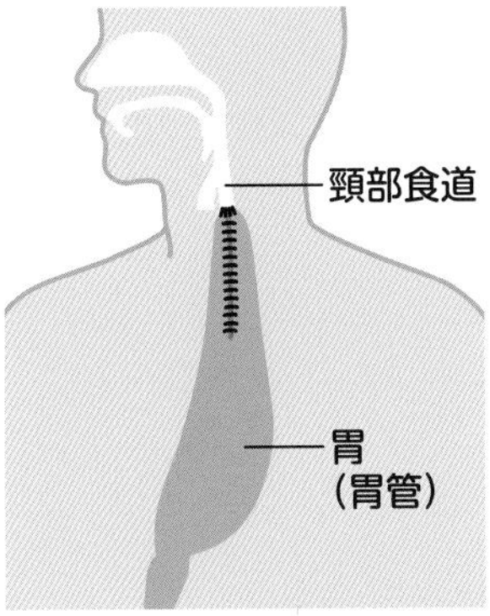 頸部食道 — 胃（胃管）—	・切除する食道とリンパ節の範囲が最も広く，大きな手術になる. ・一般的には，頸部・右胸部・腹部を切開し，食道のほぼすべてとこの部分のリンパ節を切除する. ・食道再建は，胃を胃管として持ち上げ，頸部食道とつなぐ. ・胃管は，一般的には胸骨の後ろか胸椎の前を通す.
腹部食道がん	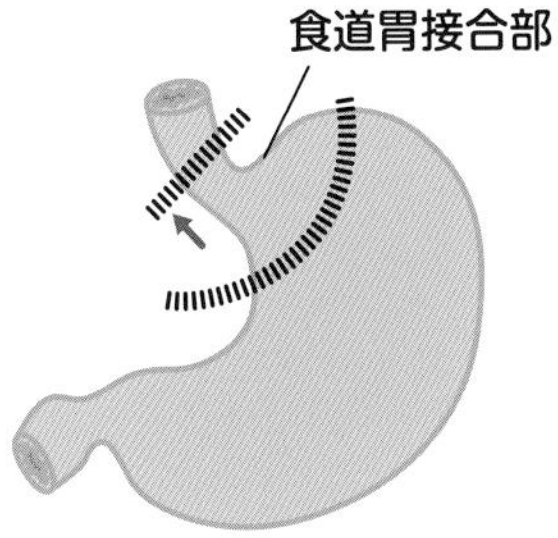 食道胃接合部	・食道胃接合部上下2 cm のなかで食道側の腫瘍は開胸のうえ胸部食道を大きく切除，胃側の腫瘍は下部食道を部分切除する.

［ 放射線療法はどのように行う？ ］

　切除手術ができる早期食道がんから，切除できないような局所進行食道がんまでが適応です．具体的には，1回2 Gy を週5回（通常月曜日から金曜日までの5日連続照射，土日を休んで，また次の月曜日から5日間照射），計30回，6週間かけて計60 Gy 照射します.

　また，疼痛緩和のための放射線照射をする場合があります.

［ 化学放射線療法はどのように行う？ ］

　食道がんでは，薬物療法と放射線療法を併用する化学放射線療法がよく用いられます．よく行われるのはフルオロウラシル（5-FU）とシスプラチン（ランダ®）を併用する薬物療法に放射線療法を上乗せする方法です.

　ステージⅠ（がんが粘膜下層までにとどまり，リンパ節転移がない）の場合では，食道が温存でき，外科手術とほぼ同様の予後が期待できます．ステージⅡ～Ⅲでは，多くの場合手術前後にも行われます.

全身状態や内臓機能が手術に耐えられない場合や，手術を希望しない場合は，根治を目指した化学放射線療法が選択されます．ステージⅡ〜Ⅲでは，前述の放射線照射に加えて，シスプラチンとフルオロウラシルの2サイクルを併用します．ステージⅣ，特に遠隔転移のあるステージⅣbの場合は，全身状態が良好であれば化学療法が治療の中心となりますが，食道の通過障害がみられる場合は化学放射線療法が選択されます．

これらのような腫瘍側の因子だけでなく，高齢や併存疾患のため手術ができない患者も対象となります．ただし，当然ながら化学放射線療法は放射線療法単独に比べて副作用が強いので，全身状態の悪い患者では，その施行に十分配慮する必要があります．

［ 薬物療法はどのように行う？ ］

下に食道がんで用いられる治療薬の一覧を示します．プラチナ系，タキサン系が主で，分子標的薬は

ありません．なお，免疫チェックポイント阻害薬であるニボルマブ（オプジーボ®）が2020年2月より，またペムブロリズマブ（キイトルーダ®）が2021年11月より保険診療で使えるようになりました．さらにイピリムマブ（ヤーボイ®）もニボルマブとの併用で2022年5月より食道がんに使えるようになりました．

レジメンとしては，フルオロウラシル（5-FU）とシスプラチン（CDDP）の併用療法であるFP療法を行います．ステージⅣでは，遠隔転移のあるステージⅣbの場合は，全身状態が良好であれば薬物療法が治療の中心となります．シスプラチンが無効の例には，大腸がんで使われるFOLFOX療法が2019年より使えるようになりました．

薬物療法の副作用としては，腎機能障害，悪心・嘔吐，骨髄抑制・発熱性好中球減少症，便秘，末梢神経障害，脱毛，口内炎，吃逆などがあります．

● 食道がんの主な治療薬

分類	一般名	剤形	商品名
細胞障害性抗がん剤			
代謝拮抗薬	フルオロウラシル	注射	5-FU注250 mg，1000 mg
プラチナ製剤	シスプラチン	注射	ランダ®注10 mg／20 mL，25 mg／50 mL，50 mg／100 mL
	ネダプラチン	注射	アクプラ®静注用10 mg，50 mg，100 mg
抗腫瘍性抗生物質	ブレオマイシン	注射	ブレオ®注射用5 mg，15 mg
微小管阻害薬	ドセタキセル	注射	タキソテール®点滴静注用20 mg，80 mg ワンタキソテール®点滴静注20 mg／1 mL，80 mg／4 mL ドセタキセル点滴静注液120 mg／12 mL
	パクリタキセル	注射	タキソール®注射液30 mg，100 mg パクリタキセル注射液150 mg
免疫チェックポイント阻害薬			
抗PD-1抗体薬	ニボルマブ	注射	オプジーボ®点滴静注20 mg，100 mg，120 mg，240 mg
	ペムブロリズマブ	注射	キイトルーダ®点滴静注100 mg
抗CTLA-4抗体薬	イピリムマブ	注射	ヤーボイ®点滴静注液20 mg，50 mg

食道がんのケアのポイント

【 治療後の食道狭窄に注意！ 】

各種治療後の局所の炎症とその後の線維化などによって食道が狭窄することがあります．症状としては，悪心・嘔吐・嚥下後の胸痛・胸焼けなどに注意します．この狭窄はがんによるものではなく良性の狭窄ですので，内視鏡を使った処置がなされます．

【 再発予防のためには禁酒を！ 】

再発予防には禁酒が重要です．特に前がん病変が存在する場合には，禁酒によってがんの発生を半分以下に減らせることがわかっています．

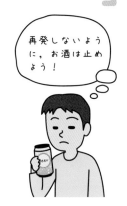

再発しないように，お酒は止めよう！

【 ダンピング症候群に注意！ 】

胃管からすぐ小腸に食物が流れてダンピング症候群（悪心・嘔吐，動悸，冷感など）が起こりやすいので，ゆっくりとよく噛んで食べるようにしましょう．一度の食事で食べられる量が減ってしまうの

【 再発の早期発見のために定期的な検査を！ 】

局所再発と遠隔転移の早期発見のために，最初は3ヵ月ごと，その後は半年ごとの検査が必須です．食道の内視鏡検査と，胸部・腹部のCT検査が一般的ですが，全身の転移の有無をPET-CTで検査する場合もあります．再発の80％は術後2年以内に起こりますが，2年以上経ってから転移が見つかる場合もあり，長期的な経過観察が必要です．

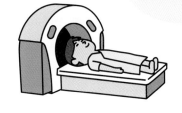

再発・転移の早期発見には定期的な検査が欠かせません！

で，1日に必要なカロリーを確保するために1日5〜6回に分けて食べましょう．しかし，決して無理をせず，食べられるものを食べ，自分に合った方法を見つけましょう．食事中は猫背にならず背筋を伸ばし，食後も30分は体を起こしておきましょう．

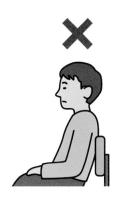

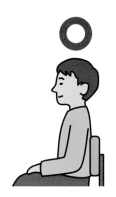

食事中は猫背にならないようにすると良いですよ．

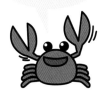

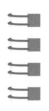

4 胃がん

2019年の胃がんの罹患数は124,319例（男性85,325例，女性38,994例）となり，全がん種のうち3位です．死亡数は近年では減少傾向にありますが，2022年で40,711人（男性26,455人，女性14,256人でこちらも3位です．
胃がんはピロリ菌の持続感染が大きなリスク要因ですが，近年では除菌療法（p.17参照）が普及しつつあり，今後は罹患数も減少していくことが期待されています．

1 胃がんとは

! POINT

組織型，進行度，見た目の形で分類される．

どんな種類に分けられる？

　組織型分類では，まず大きくは一般型と特殊型に分かれます（表1）．さらに一般型は，分化型と未分化型に分かれます．分化型には乳頭腺がんや管状腺がんが含まれ，胃がんの多くを占めます．特殊型はびまん性で，正常組織との境界が不明瞭のことが多いです．

　進行度としては，早期胃がんと進行胃がんに分かれます．早期胃がんは，がんの深達度が胃の粘膜下層までのもので，進行胃がんはそれより深いものを指します（図1）．早期胃がんと進行胃がんは，さらに肉眼的な見た形でも分類されます（図2）．

どのような人がなりやすい？

　ヘリコバクター・ピロリ菌に感染している人，塩分の濃い食物を多く食べる人，喫煙者，大量飲酒者，家系内に胃がんがいる人などが胃がんになりやすい

とされています．

どのような症状が出る？

　早期胃がんの場合は無症状のため，健診などで発見されることが多いです．進行胃がんの場合は，噴門部に発生した場合には食べ物がつかえる感じや嘔吐など，幽門部に発生した場合には胃の膨満感などの自覚症状で受診し，発見されることが多いです（図3）．他には，病変部からの出血による黒色便や食欲不振，体重減少，心窩部痛などの症状がよくみられます．

転移はするの？

　一般的に分化型は肝転移しやすく，ときに肝がんの診断などに用いられる腫瘍マーカーであるアルファ-フェトプロテイン（AFP）が高値になることがあります．一方，未分化型は腹膜播種をきたしやすいです（図4）．リンパ節転移は両者であまり差はありません．

表1 胃がんの組織型分類

一般型	分化型	乳頭腺がん，管状腺がん
	未分化型	低分化腺がん，印環細胞がん，粘液がん
特殊型		カルチノイド腫瘍，内分泌腫瘍，リンパ球浸潤がん，肝様腺がん，腺扁平上皮がん，扁平上皮がんなど

図1 胃がんの進行度

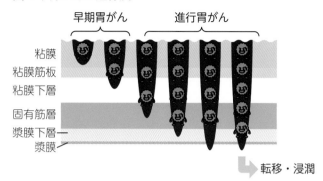

早期胃がん　　進行胃がん

粘膜
粘膜筋板
粘膜下層
固有筋層
漿膜下層
漿膜

転移・浸潤

図2 肉眼での分類

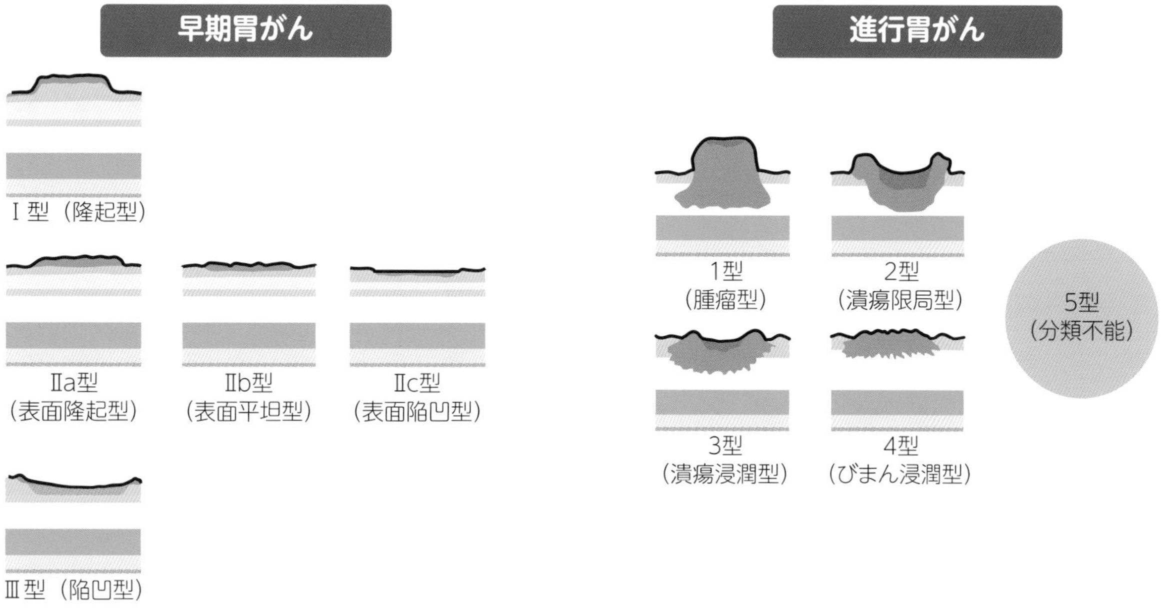

早期胃がん

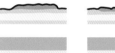

Ⅰ型（隆起型）

Ⅱa型（表面隆起型）　Ⅱb型（表面平坦型）　Ⅱc型（表面陥凹型）

Ⅲ型（陥凹型）

進行胃がん

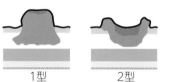

1型（腫瘤型）　2型（潰瘍限局型）

3型（潰瘍浸潤型）　4型（びまん浸潤型）

5型（分類不能）

図3 胃がんの症状

早期がん　**進行がん**

　　　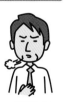

無症状　食べ物のつかえ（噴門部）　嘔吐　膨満感（幽門部）

図4 組織型分類ごとの転移の特徴

分化型胃がん　**未分化型胃がん**

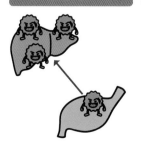　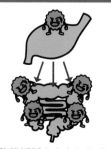

肝転移しやすい　腹膜播種をきたしやすい

2 検査・診断法

⚠ POINT

内視鏡や生検で診断するほか，ピロリ菌や HER2 検査も行う．

［ 検査・診断はどのようなもの？ ］

　日本では内視鏡機器や技術が発達しているため，早期胃がんも比較的容易に発見されます．内視鏡を用いた生検で胃がんと診断された場合，病変の深さを検査するために超音波内視鏡検査を行うこともあります（施行できる施設は限られます）．また，手術前には大腸内視鏡検査も必ず行います．

　その他，腹部超音波検査や腹部造影 CT 検査，全身の転移状況を見るために PET-CT も行います．

　これらの検査をもとに，ステージ分類を決定します．胃がんの TNM 分類とステージ分類を**表2**に示します[1]．

　血清腫瘍マーカーでは CEA，CA19-9，CA125 に加え，AFP を測定して，AFP 産生胃がんの可能性も考慮します．また，ピロリ菌の検査もしておき，除菌療法の対象になるかを検討します．その他，薬物療法を開始する前には HER2 の病理組織検査も行います．

表2 | 胃がんのステージ分類（臨床分類）

	N0	N1, N2, N3
T1，T2	I	IIA
T3，T4a	IIB	III
T4b	IVA	
T/Nにかかわらず M1	IVB	

【T】壁深達度
T1：癌の局在が粘膜または粘膜下組織にとどまるもの
T2：癌の浸潤が粘膜下組織を越えているが，固有筋層にとどまるもの
T3：癌の浸潤が固有筋層を越えているが，漿膜下組織にとどまるもの
T4：癌の浸潤が漿膜表面に接しているかまたは露出，あるいは他臓器に及ぶもの
　T4a：癌の浸潤が漿膜表面に接しているか，またはこれを破って腹膜に露出しているもの
　T4b：癌の浸潤が直接他臓器まで及ぶもの

【N】リンパ節転移の程度
N0：領域リンパ節に転移を認めない
N1：領域リンパ節に 1～2 個の転移を認める
N2：領域リンパ節に 3～6 個の転移を認める
N3：領域リンパ節に 7 個以上の転移を認める

【M】その他の転移の有無と部位
M0：領域リンパ節以外の転移を認めない
M1：領域リンパ節以外の転移を認める

（日本胃癌学会編：胃癌取扱い規約 第 15 版．p.17，20，24，26．金原出版，2017 より改変）

3 治療法

！POINT

内視鏡治療，外科手術，薬物療法を中心に行う．

どのような治療法がある？

局所療法としては，内視鏡による切除や外科手術，全身療法としては薬物療法を行います．ステージによってこれらを組み合わせて治療を進めます（**図5**）[2]．放射線療法はステージⅣの進行・再発がんで用いられます．

内視鏡治療はどのように行う？

粘膜に限られた早期胃がん（ステージⅠA）では，内視鏡検査で診断し，内視鏡治療で完治します（内視鏡治療の手技は p.51，第2章「2. がんの治療①局所療法」参照）．内視鏡治療で病変部をすべて切除できれば，侵襲も少なくすみ，回復も早いです．

手術はどのように行う？

胃がんの手術には，治癒を目指すもの（治癒手術）と，出血や消化管の狭窄などの症状を緩和することを目指すもの（非治癒手術）があります（**表3**）．また，腫瘍の大きさや位置などによって，胃を全摘出するか，あるいはどの部分を残すかといった手術の方法を決定します（**図6**）．なお，手術の際は，胃の切除と同時に，周囲のリンパ節の郭清や，切除した消化管をつなぎ直す再建術も行います．

薬物療法はどのように行う？

局所進行がんでは術前薬物療法によって腫瘍の縮小を図り，切除可能な病変になるように努めます．治癒切除不能例や遠隔転移例には薬物療法を行います．

図5 胃がんの治療

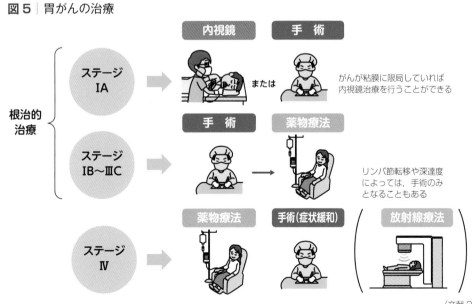

（文献2）より作成）

表3 ｜胃がんの手術の種類

治癒手術	定型手術
	・胃の2/3以上とD2リンパ節郭清を行う
	非定型手術
	縮小手術
	・定型手術より胃の切除範囲やリンパ節郭清の範囲が狭い
	拡大手術
	・定型手術に加えて周辺臓器も一緒に切除したり，リンパ 　節郭清を定型手術よりも拡大する
非治癒手術	緩和手術
	・出血や狭窄などの症状を改善するために行う ・ステージⅣでは選択肢のひとつとなる

図6 ｜胃がんの手術の方法

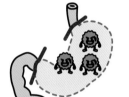
胃全摘術

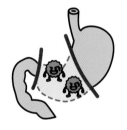
幽門側胃切除術

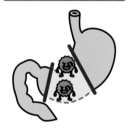
幽門保存胃切除術

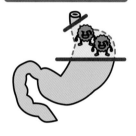
噴門側胃切除術

　近年，胃がんで使える薬剤が増えてきました．細胞障害性抗がん剤では，これまで大腸がんで用いられてきたオキサリプラチン（エルプラット®）が使えるようになり，分子標的薬では乳がんで用いられてきた抗HER2抗体薬トラスツズマブ（ハーセプチン®）がHER2陽性胃がんにも使われるようになりました．その他にも，血管内皮細胞増殖因子受容体（VEGFR-2）に対するモノクローナル抗体であるラムシルマブ（サイラムザ®）もパクリタキセル（タキソール®）との併用で，胃がんに適応となりました．さらに，プラチナ製剤またはフッ化ピリミジン系薬剤を含む薬物療法が無効の進行胃がんでは，ラムシルマブ単剤でも使用されます．また，免疫チェックポイント阻害薬であるニボルマブ（オプジーボ®），さらに抗HER2抗体に抗がん剤を結合させたトラスツズマブ デルクステカン（エンハーツ®）が，薬物療法後に増悪したHER2陽性の治癒切除不能な進行・再発胃がんに適応追加されました．

　次ページに胃がんで用いられる治療薬の一覧を示します．

● 胃がんの主な治療薬

分類	一般名	剤形	商品名
細胞障害性抗がん剤			
代謝拮抗薬	テガフール・ウラシル配合剤	カプセル	ユーエフティ®配合カプセルT100
		顆粒	ユーエフティ®E配合顆粒T100, 150, 200
	テガフール・ギメラシル・オテラシルカリウム配合剤	カプセル	ティーエスワン®配合カプセルT20, 25
		錠剤	ティーエスワン®配合OD錠T20, 25
		顆粒	ティーエスワン®配合顆粒T20, 25
	フルオロウラシル	注射	5-FU注250 mg, 1000 mg
	カペシタビン	錠剤	ゼローダ®錠300
	ドキシフルリジン	カプセル	フルツロン®カプセル200
	メトトレキサート	注射	注射用メソトレキセート®50 mg
	トリフルリジン・チピラシル	錠剤	ロンサーフ®配合錠T15, T20
トポイソメラーゼ阻害薬	イリノテカン	注射	カンプト®点滴静注40 mg, 100 mg トポテシン®点滴静注40 mg, 100 mg
プラチナ製剤	オキサリプラチン	注射	エルプラット®点滴静注液50 mg, 100 mg, 200 mg
	シスプラチン	注射	ランダ®注10 mg／20 mL, 25 mg／50 mL, 50 mg／100 mL
抗腫瘍性抗生物質	アクラルビシン	注射	アクラシノン®注射用20 mg
	ドキソルビシン	注射	アドリアシン®注用10, 50
	マイトマイシンC	注射	マイトマイシン注用2 mg, 10 mg
	エピルビシン	注射	エピルビシン塩酸塩注射液10 mg／5 mL, 50 mg／25 mL エピルビシン塩酸塩注射用10 mg, 50 mg
	ピラルビシン	注射	ピノルビン®注射用10 mg, 20 mg, 30 mg テラルビシン®注射用10 mg, 20 mg
微小管阻害薬	ドセタキセル	注射	タキソテール®点滴静注用20 mg, 80 mg ワンタキソテール®点滴静注20 mg／1 mL, 80 mg／4 mL ドセタキセル点滴静注液120 mg／12 mL
	パクリタキセル（アルブミン懸濁型）	注射	アブラキサン®点滴静注用100 mg
	パクリタキセル	注射	タキソール®注射液30 mg, 100 mg パクリタキセル注射液150 mg
アルキル化薬	シクロホスファミド	散剤	経口用エンドキサン®原末100 mg
		錠剤	エンドキサン®錠50 mg
		注射	注射用エンドキサン®100 mg, 500 mg
分子標的薬			
抗体療法薬	トラスツズマブ	注射	ハーセプチン®注射用60, 150
	トラスツズマブ　デルクステカン	注射	エンハーツ®点滴静注用100 mg
血管新生阻害薬	ラムシルマブ	注射	サイラムザ®点滴静注液100 mg, 500 mg
免疫チェックポイント阻害薬			
抗PD-1抗体薬	ニボルマブ	注射	オプジーボ®点滴静注20 mg, 100 mg, 120 mg, 240 mg
	ペムブロリズマブ	注射	キイトルーダ®点滴静注100 mg

胃がんのケアのポイント

【食生活の支援を行いましょう！】

胃切除後になかなか体重が増えない患者には，管理栄養士と連携して食生活の支援を行います．

また，胃切除後はこれまで胃で貯留され少しずつ流れ込んでいた食べ物が急速に十二指腸に流れ込むため，めまいや動悸，冷汗，頭痛，倦怠感などが起こるダンピング症候群になることがあります．「ダンピング」とはダンプ（dump：どすんと落ちる）という動詞の名詞形です．

ダンピング症候群は，早期（食後30分以内）に出るものと晩期（食後2～3時間）に出るものがあります．ダンピング症候群が起こらないよう，適切な食事指導を行いましょう．

●ダンピング症候群の予防

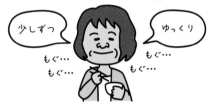

少しずつ，よく噛んで，ゆっくり食べる

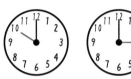

食後2時間ごろに間食をする

【便通の状況にも注意！】

消化器症状の問診は上部消化管症状が中心になりますが，あわせて便通の状況も詳細に確認しましょう．術後は多くの場合，便秘や下痢など便通が不安定になります．そこで，手術前の排便習慣と術後の排便状況を問診しておきます．

なお，手術前に便秘傾向だった患者は，術後に排便が順調になる場合があります．一方，術前は便通が普通だった患者は術後，下痢傾向になる場合があります．

【患者とのコミュニケーションも欠かさずに！】

患者が治療方針に疑問を抱いている場合は，医師に相談できるように橋渡し役になりましょう．

また，術後の症状や疼痛などの身体的な苦痛に加え，今後の経過に関する不安や仕事をしている人には職場について心配ごとがないかを確認します．必要なときには他職種と連携して対応しましょう．

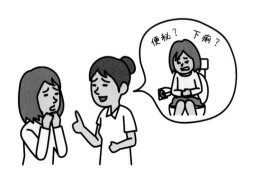

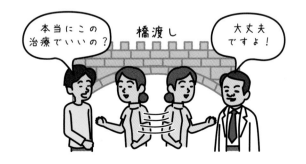

オンコロジー・エマージェンシー

オンコロジー・エマージェンシーとは？

　オンコロジー（oncology）は腫瘍学，エマージェンシー（emergency）は緊急症を意味します．オンコロジーの形容詞であるオンコロジックを使い，オンコロジック・エマージェンシーと呼ぶこともあります．すなわち，がん自体やがん治療によって生じる緊急事態のことで，呼吸・循環不全や神経障害など対処しなければ致命的な状態に陥る場合もあります．

どんな状態のこと？

　オンコロジー・エマージェンシーを病態から分類すると**表**のようになります．いずれも患者にとってはつらい症状であり，一刻も早く改善すべき病態です．「がんは慢性疾患で終末期以外は急変することはない」と誤解していると，大変なことになります．

表｜オンコロジー・エマージェンシー

	代表的な疾患
代謝性	高カルシウム血症 抗利尿ホルモン不適切分泌症候群 腫瘍崩壊症候群　など
血液性	発熱性好中球減少症 血栓塞栓症　など
臓器障害	心タンポナーデ 上大静脈症候群 脊髄圧迫症状 頭蓋内圧亢進症 気道狭窄 腸閉塞 消化管出血 水腎症　など
過敏症	抗がん剤へのアレルギー反応　など

5 大腸がん

2019 年の大腸がんの罹患数は 155,625 例で男女合わせて 1 位です（男性 87,872 例，女性 67,753 例）．
2022 年の死亡数では，男女合わせて 53,088 人で 2 位です（男性 28,099 人，女性 24,989 人）．
このように非常に多くの人が罹患するがんではありますが，近年では，特に薬物療法の進歩でステージⅣで
も生存期間中央値が約 3 年に伸びています．

1 大腸がんとは

⚠ POINT

直腸がんと結腸がんに分けられる．
ポリープから発生するものもある．

どんな種類に分けられる？

　大腸がんはまず，直腸がんと結腸がんに分けられます（**図1**）．また，発生の過程としては腺腫（大腸ポリープ）の一部（多くは頂部）からがんが発生するタイプと，ポリープを経ずに新しくがんとして発生するタイプがあります．

　進行度としては，早期がんと進行がんに分かれます（**図2**）．胃がんと同様，早期がんは，がんの浸潤の深さが粘膜下層までのもので，進行がんはそれより深いものです．

図1 | 大腸がんの分類

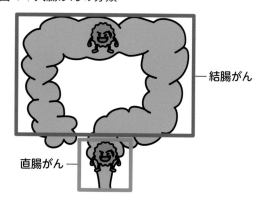

図2 | 大腸がんの進行度

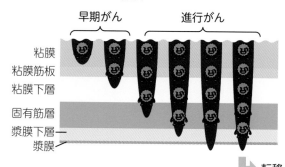

どのような人がなりやすい？

アルコールや肉類の摂取が多い，喫煙者，運動不足で肥満体である，リンチ症候群や家族性大腸腺腫症の家系などの要素を持つ人が大腸がんになりやすいとされています．

どのような症状が出る？

腫瘍が大きくなってくると，大腸内腔が狭窄・閉塞して，強い腹痛や嘔吐などの腸閉塞の症状が出る場合もあります．その他に，狭窄症状に関連した便通異常（便秘または下痢）も多いです（**図3**）．また，直腸がんで多いのは下血や血便ですが，痔による出血だと思われてしまうことも少なくありません．

転移はするの？

進行がんの場合，肝臓や肺などの重要臓器に血行性転移を起こしやすいのですが（**図4**），転移巣を切除したり，肝転移に対してはラジオ波焼灼療法を行うと，長期生存が可能になる場合も多いです．

図3｜大腸がんの症状

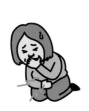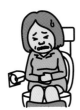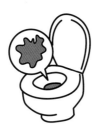

腸閉塞による　　便秘・下痢　　下血・血便
強い腹痛・嘔吐　　　　　　　（直腸がん）

図4｜大腸がんの転移

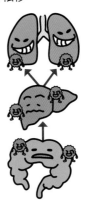

2 検査・診断法

POINT
便潜血検査や内視鏡，生検で診断を行う．

検査・診断はどのようなもの？

便潜血検査（便ヒトヘモグロビン定性検査）は簡便で，大腸がん検診にも用いられます．大腸がんの診断は大腸内視鏡検査によって大腸粘膜を観察し，病変があれば直視下で生検を行い，病理学的な確定診断を得ます．生検によって組織を採取し，免疫染色や遺伝子解析を行うことも必要です．これらの検査結果をもとに，画像診断も合わせて，ステージを確定させます．大腸がんのTNM分類とステージ分類を**表1**に示します[1]．

なお，最近では拡大内視鏡によって，病変の粘膜表面を顕微鏡のように観察できるようになりました．将来は生検をしなくても観察だけで病理診断ができる時代になるでしょう．

表 1 ｜ 大腸がんのステージ分類

遠隔転移		MO				M1		
						M1a	M1b	M1c
リンパ節転移		N0	N1 (N1a/N1b)	N2a	N2b, N3	Nに関係なく		
壁深達度	Tis	0						
	T1a・T1b	I	IIIa			IVa	IVb	IVc
	T2			IIIb				
	T3	IIa						
	T4a	IIb		IIIc				
	T4b	IIc						

【T】壁深達度
Tis：癌が粘膜内にとどまり，粘膜下層に及んでいない．
T1：癌が粘膜下層までにとどまり，固有筋層に及んでいない．
　　T1a：癌が粘膜下層までにとどまり，浸潤距離が 1000μm 未満である．
　　T1b：癌が粘膜下層までにとどまり，浸潤距離が 1000μm 以上であるが
　　　　固有筋層に及んでいない．
T2：癌が固有筋層まで浸潤し，これを越えていない．
T3：癌が固有筋層を越えて浸潤している．
　　漿膜を有する部位では，癌が漿膜下層までにとどまる．
　　漿膜を有しない部位では，癌が外膜までにとどまる．
T4：癌が漿膜表面に接しているかまたは露出，あるいは直接他臓器に浸潤している．
　　T4a：癌が漿膜表面に接しているか，またはこれを破って腹腔に露出している．
　　T4b：癌が直接他臓器に浸潤している．

【N】リンパ節転移
N0：リンパ節転移を認めない．
N1：腸管傍リンパ節と中間リンパ節の転移総数が 3 個以下．
　　N1a：転移個数が 1 個．
　　N1b：転移個数 2〜3 個．
N2：腸管傍リンパ節と中間リンパ節の転移総数が 4 個以上．
　　N2a：転移個数が 4〜6 個．
　　N2b：転移個数が 7 個以上．
N3：主リンパ節に転移を認める．下部直腸癌では主リンパ節および / または
　　側方リンパ節に転移を認める．
【M】遠隔転移
M0：遠隔転移を認めない．
M1：遠隔転移を認める．
　　M1a：1 臓器に遠隔転移を認める（腹膜転移は除く）．
　　M1b：2 臓器以上に遠隔転移を認める（腹膜転移は除く）．
　　M1c：腹膜転移を認める．

（大腸癌研究会編：大腸癌取扱い規約 第 9 版．p.10-11，15，19，金原出版，2018 より改変）

　血清腫瘍マーカーでは CEA や CA19-9 などが用いられますが，大腸がんに特異的なものではありません．しかし，術後の再発モニタや薬物療法などの治療効果の評価の一助になります．また，手術前には注腸透視検査で大腸の全体像や病変部の狭窄の程度などを観察することも必要です．

3 治療法

!POINT

内視鏡，手術，薬物療法，放射線療法を組み合わせる.

どのような治療法がある？

　ステージによって，内視鏡治療，外科手術，薬物療法，放射線療法を組み合わせます（**図5**）[2].

内視鏡治療の適応は？

　『大腸癌治療ガイドライン』によると，粘膜内がん，粘膜下層への軽度浸潤がんが内視鏡的切除の適応で，大きさや肉眼型は問いません（内視鏡治療の手技はp.51，第2章「2.がんの治療① 局所療法」参照）.

手術はどのように行う？

　ステージⅢまでは根治を目指した手術を行いま

す．方法としては，開腹手術と腹腔鏡下手術があります．腹腔鏡下手術は，ステージⅡ～Ⅲなどの進行がんでも保険適用となっており，近年では，腹腔鏡下手術が開腹手術の件数を上回っています．腹腔鏡下手術は侵襲が少なく，術後の回復が早いことがメリットですが，術者の技量に依存することもあり，安全第一で患者ごとに慎重に適応を決めるべきです.

　また，直腸がんと結腸がんでは術式が異なります（**図6**）．直腸がんは骨盤内にあるため，手術では膀胱や肛門括約筋などの関係を考えなければなりません．場合によってはストーマ（人工肛門）の造設が必要となることもあります．一方，結腸がんではあまりそのようなことを考慮する必要はなく，がんの

図5 大腸がんの治療

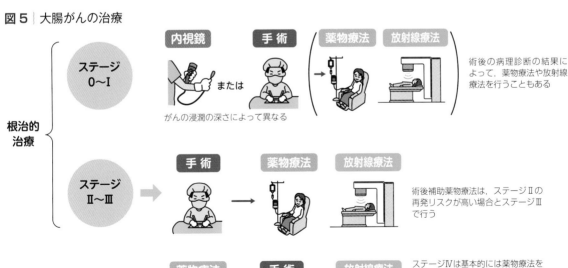

（文献2）より作成）

図6｜大腸がんの手術

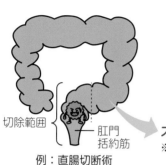

直腸がん

切除範囲
例：直腸切断術
切除範囲
肛門括約筋
ストーマ造設
※肛門を温存できない場合

結腸がん

切除範囲
10cm
例：横行結腸切除術

どちらも同時に周辺のリンパ節を郭清しますが，ステージによって，その範囲は異なります．

図7｜大腸がんと抗EGFR抗体薬

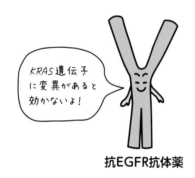

KRAS遺伝子に変異があると効かないよ！

抗EGFR抗体薬

ひとくちメモ
レジメンの名前
　FOLFOXなどのレジメンの名前は，使用されている薬剤の頭文字などをつなげたものも多いです．

頭文字などをとると FOLFOX になります

FOLinic acid（フォリン酸）
Fluorouracil（フルオロウラシル）
OXaliplatin（オキサリプラチン）

ある部位から左右10 cmほど離れた箇所で切除し，縫合しますが，術後合併症を起こさなければ手術後の機能障害はほとんど起こりません．

放射線療法はどのように行う？

　大腸がんに対する放射線療法は，主に直腸がんに対するものです．術前にがんのサイズを縮小し，治癒率を向上させたり，肛門を温存できるようにするために行われます．なお，その際は化学放射線療法とする場合も多いです．

薬物療法はどのように行う？

　ステージⅢ（およびステージⅡで再発リスクが高い）場合には，手術で完全に病変部を取り切れたと

しても術後に補助薬物療法を行います．また，遠隔転移があるステージⅣや再発がんの場合も薬物療法を行います．

　主にFOLFOX療法やXELOX療法などのレジメンを用いますが，切除不能例では，セツキシマブ（アービタックス®），パニツムマブ（ベクティビックス®），ベバシズマブ（アバスチン®），ラムシルマブ（サイラムザ®），アフリベルセプト（ザルトラップ®）などの分子標的薬を追加します．ただし，KRAS遺伝子に変異がある場合には，セツキシマブやパニツムマブなどの抗EGFR抗体薬は効果がありません（**図7**）．

　大腸がんの薬物療法は上記のような注射薬が多いですが，テガフール・ギメラシル・オテラシルカリ

ウム配合剤（ティーエスワン®）やカペシタビン（ゼローダ®）などの内服薬もあります．また，最近ではこれらの薬剤に抵抗性を示すようになった場合には，レゴラフェニブ（スチバーガ®）やトリフルリジン・チピラシル（ロンサーフ®）などの内服薬も使えるようになりました．

下に大腸がんで用いられる治療薬の一覧を示します．

● 大腸がんの主な治療薬

分類	一般名	剤形	商品名
細胞障害性抗がん剤			
代謝拮抗薬	テガフール・ウラシル配合剤	カプセル	ユーエフティ®配合カプセルT100
		顆粒	ユーエフティE配合顆粒T100, 150, 200
	テガフール・ギメラシル・オテラシルカリウム配合剤	カプセル	ティーエスワン®配合カプセルT20, 25
		錠剤	ティーエスワン®配合OD錠T20, 25
		顆粒	ティーエスワン®配合顆粒T20, 25
	フルオロウラシル	注射	5-FU注250 mg, 1000 mg
	カペシタビン	錠剤	ゼローダ®錠300
	ドキシフルリジン	カプセル	フルツロン®カプセル200
	トリフルリジン・チピラシル	錠剤	ロンサーフ®配合錠T15, T20
トポイソメラーゼ阻害薬	イリノテカン	注射	カンプト®点滴静注40 mg, 100 mg
			トポテシン®点滴静注40 mg, 100 mg
プラチナ製剤	オキサリプラチン	注射	エルプラット®点滴静注液50 mg, 100 mg, 200 mg
アルキル化薬	シクロホスファミド	散剤	経口用エンドキサン®原末100 mg
		錠剤	エンドキサン®錠50 mg
		注射	注射用エンドキサン®100 mg, 500 mg
抗腫瘍性抗生物質	ドキソルビシン	注射	アドリアシン®注用10, 50
	マイトマイシンC	注射	マイトマイシン注用2 mg, 10 mg
分子標的薬			
抗体療法薬	セツキシマブ	注射	アービタックス®注射液100 mg, 500 mg
	パニツムマブ	注射	ベクティビックス®点滴静注100 mg, 400 mg
	トラスツズマブ	注射	ハーセプチン®注射用60, 150
	ペルツズマブ・トラスツズマブ・ボルヒアルロニダーゼ　アルファ	注射	フェスゴ®配合皮下注MA, IN
血管新生阻害薬	ベバシズマブ	注射	アバスチン®点滴静注用100 mg／4 mL, 400 mg／16 mL
	ラムシルマブ	注射	サイラムザ®点滴静注液100 mg, 500 mg
	アフリベルセプト	注射	ザルトラップ®点滴静注100 mg, 200 mg
マルチキナーゼ阻害薬	レゴラフェニブ	錠剤	スチバーガ®錠40 mg
免疫チェックポイント阻害薬※			
抗PD-1抗体薬	ニボルマブ	注射	オプジーボ®点滴静注20 mg, 100 mg, 120 mg, 240 mg
	ペムブロリズマブ	注射	キイトルーダ®点滴静注100 mg
抗CTLA-4抗体薬	イピリムマブ	注射	ヤーボイ®点滴静注液20 mg, 50 mg

※高頻度マイクロサテライト不安定性（MSI-High）を有するがんの場合，適応あり

大腸がんのケアのポイント

内視鏡治療後にも経過観察が必要！

　内視鏡治療で完治した患者でも定期的な経過観察が必要です．患者にそのことを伝えるときには次回の内視鏡検査も受けやすくなるように，リラックスした態度で接しましょう．

ストーマは造設前のケアも重要！

　直腸がんでは，ストーマを造設しなければならないのかは患者にとってとても気がかりなことです．しかし，残念ながら肛門の温存が困難でどうしてもストーマ造設が必要な場合もあります．ショックを受ける患者も多いですが，患者の気持ちに寄り添いながら，ストーマケアができれば，術前と変わらない生活ができることを伝えましょう．

　造設前から心のケアができていれば，造設後のセルフケア技術の習得もスムーズに進みます．

患者の状態をしっかり見極めよう！

　肝臓や肺などの臓器に多発転移したり，腹膜播種のために腹水が貯留している場合には，苦痛の軽減を最優先にして，自覚症状をきめ細やかに聞き，また実際に自分の目で確かめて，それを正確に記載し，ケアにつなげましょう．

治療薬の特徴を覚えよう！

　大腸がんは薬物療法が発達した分野で，さまざまなレジメンが使われます．薬剤の特徴を覚えて，医師・薬剤師とともに副作用のマネジメントを身につけましょう．

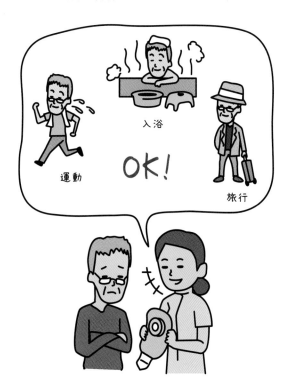

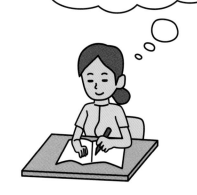

遺伝性腫瘍

がんは遺伝するの？

　がんは，その発生を抑制しているブレーキにあたる「がん抑制遺伝子」が変異し，その機能を果たせなくなることで発生します．しかもそれは2つの相同染色体上にあるがん抑制遺伝子が両方とも変異した場合です．

　遺伝性腫瘍の場合，生まれたときにすでに片方のがん抑制遺伝子に変異があり，「未発症保因者」になっています．この状態でさらにもう一方のがん遺伝子に変異が起これば，発がんします．2つの抑制遺伝子のうち，1つが生まれつき働かなくなっているため，若くして，かつ高頻度に発がんするのです（**図**）．

　生まれつき体内のすべての細胞のがん抑制遺伝子に変異があることを「生殖細胞系変異」と呼びます．生殖細胞とは卵子または精子のことで，これらに生じた遺伝子変化が子どものすべての細胞に伝達されます．

遺伝性腫瘍にはどのような種類がある？

　遺伝性腫瘍には，リンチ症候群（遺伝性非ポリポーシス大腸がん）や遺伝性乳がん卵巣がん症候群（*BRCA*1／*BRCA*2遺伝子に変異があることで発生），多発性内分泌腫瘍症1型・2型，網膜芽細胞腫，家族性大腸腺腫症などがあります．

図 遺伝性腫瘍

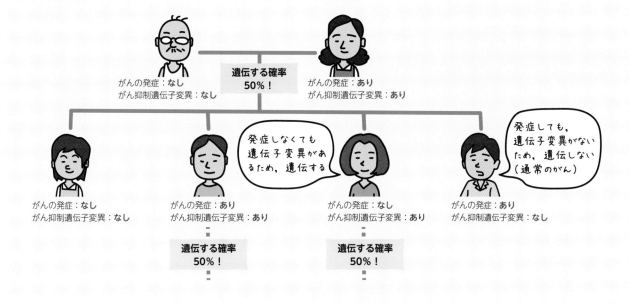

6 肝がん

2019 年の肝がんの罹患数は 37,296 例（男性 25,339 例，女性 11,957 例）で男女合わせた順位は 7 位，
2022 年の死亡数は 23,620 人（男性 15,717 人，女性 7,903 人）で順位は 5 位です．男性に多いがんです．

1 肝がんとは

! POINT

原発性肝がんの 95% は肝細胞がんで，5% が胆管細胞がん．

［ どんな種類に分けられる？ ］

肝細胞がん，胆管細胞がん，転移性肝がんに分けられます（**図1**）．

肝細胞がんとは肝細胞（肝臓の機能を担う基本的な細胞）が悪性化した腫瘍です．悪性化した肝細胞がんの細胞には正常な機能はなく，ひたすら増殖し，浸潤・転移する能力だけが備わっています．肝硬変となった肝臓に発生しやすいです．

胆管細胞がんは肝臓内の胆管上皮ががん化したも

図1 | 肝がん

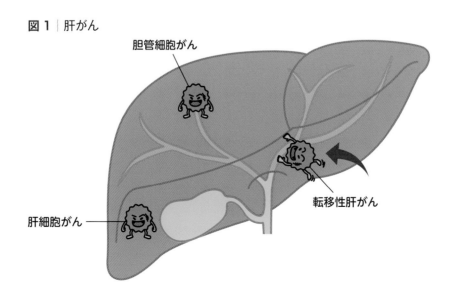

胆管細胞がん

転移性肝がん

肝細胞がん

ので，肝内胆管がんともよばれます．肝臓の中にできるがんではありますが，胆道がんのひとつとして扱われますので，詳細は第3章「7. 胆道がん」（p.148）を参照してください．

転移性肝がんは胃がん・大腸がん・膵がんなどの他臓器に発生したがんが肝臓に転移したものです．正常な肝臓にできることがほとんどです．ときどき患者さんから「自分の親は肝がんで亡くなった」と聞くことがありますが，実は胃がんの肝転移（転移性肝がん）であったということもあります．肝がんが原発性か転移性かを明確にしておきましょう．

どのような人がなりやすい？

B型肝炎ウイルス（hepatitis B virus：HBV）やC型肝炎ウイルス（hepatitis C virus：HCV）の持続感染により，慢性肝炎や肝硬変を母地として肝細胞がんが発生します．また，近年，非アルコール性脂肪性肝疾患（non-alcoholic fatty liver disease：NAFLD）患者が肝細胞がんを発症しうることが注目されています．なお，NAFLD は MAFLD（マフルド）に名称変更されて

います（下記ひとくちメモ参照）．

どのような症状が出る？

肝臓はタンパク・糖・脂質・ビリルビン・アンモニアなど，さまざまな物質の代謝をはじめ，多くの重要な機能を持っています．まさに人体の巨大な化学工場ですから，肝機能が低下すると，全身倦怠感・食欲不振・黄疸・浮腫・腹水などが生じます（図2）．また，アンモニアが代謝できないと高アンモニア血症となり，肝性脳症（意識障害など）も発症します．ただし，これらは肝がんの症状というよりも，肝臓全体の機能低下による症状です．肝がんが大きい場合，肝被膜を圧迫して疼痛を生じることがありますが，肝がんそのものの症状は少ないです．

転移はするの？

肝細胞がんは肝臓内で再発することが多く，何度も治療を繰り返す例が多いです．遠隔転移の部位としては，肺・副腎・骨・脳などです．また，リンパ節にも転移しやすいです．

ひとくちメモ

脂肪肝から起こる肝がん

HBV への抗ウイルス薬に加えて，HCV の抗ウイルス薬の進歩により，ウイルス性肝細胞がんはさらに減少傾向にありますが，逆に増加しているのが，NAFLD を基盤として発生する肝細胞がんです．

2020 年には代謝異常関連脂肪性肝疾患（metabolic dysfunction-associated fatty liver disease：MAFLD）という概念が提唱されています．脂肪肝に加えて肥満・2型糖尿病・2種類以上の代謝異常（脂質異常症・高血圧など）のいずれかが合併していれば MAFLD と診断されます．診断基準に肝生検（病理診断）が必須とされていないので，健康診断での腹部超音波検査や CT 検査で脂肪肝が診断できます．

肝細胞がんの発生には肝線維化が重要です．肝線維化マーカーとして，血液中のヒアルロン酸，IV型コラーゲン，III型プロコラーゲン N 末端ペプチド（P-III-P），FIB-4 インデックスなどがありますが，肝臓以外の臓器・病態に影響されます．その点，M2BPGi（Mac-2 結合蛋白糖鎖修飾異性体）は肝臓特異性が高いのが特徴です．さらには，肝線維化の早期から上昇するオートタキシンも注目されています．いくつかの治療薬も開発中ですが，MAFLD には複数の病型があるようであり，肝細胞がんのハイリスク群を探し出して，早期発見につなげるような診断体系の構築が望まれます．

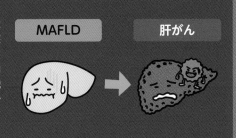

MAFLD　→　肝がん

図2｜肝がんの症状

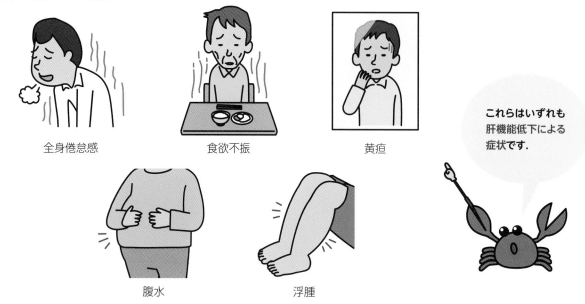

全身倦怠感

食欲不振

黄疸

腹水

浮腫

これらはいずれも肝機能低下による症状です.

2 検査・診断法

❗POINT

腹部超音波検査でスクリーニングし, 造影 CT や造影 MRI で精査する.

［ どのような検査をする？ ］

　肝がんが疑われるのは，慢性肝炎や肝硬変で経過観察中に，腹部超音波検査やCTで肝臓内腫瘤が見つかったときです．肝細胞がんの腫瘍マーカーであるAFP（アルファ-フェトプロテイン）やPIVKA-II（protein induced by vitamin K absence or antagonist-II）を経時的に追跡して，右肩上がりに上昇する場合は，画像診断へと進みます．

　肝細胞がんの画像上の特徴は「モザイクパターン」です．ほかにも側方低エコー帯や内部の点状低エコーなどの特徴があります．

　CTやMRIの方がより客観的な画像が得られるのですが，治療ではエコーを駆使するので，エコー

で確実に腫瘍をとらえることが重要です（**図3**）.

図3｜肝細胞がんのエコー像

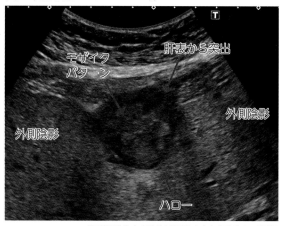

モザイクパターン

肝表から突出

外側陰影

外側陰影

ハロー

（福井県済生会病院放射線科 宮山士朗先生より提供）

なお，多くの場合は画像診断で診断できますが，非典型的な像の場合は，エコーガイド下で腫瘍に針を刺して組織を採取する針生検を施行する場合があります．

ステージはどのように決める？

肝細胞がんの進行度は，腫瘍の大きさ・個数・脈管浸襲の有無・リンパ節転移の有無・遠隔転移の有無などによって決定します（**表1**）[1]．

肝予備能はどうやって評価する？

肝細胞がんは慢性肝炎や肝硬変などの慢性肝疾患を背景に持っているため，腫瘍の状態だけでなく，肝機能（肝予備能）も考慮して方針を決定します．肝予備能は，肝障害度分類（**表2**）[2] や Child-Pugh 分類で評価します（**表3**）[2]．いずれも A から C へと進むにつれて，肝障害の程度は強まります．

表1 肝細胞がんのステージ分類

因子／Stage	T因子	N因子	M因子
Stage Ⅰ	T1	N0	M0
Stage Ⅱ	T2	N0	M0
Stage Ⅲ	T3	N0	M0
Stage ⅣA	T4	N0	M0
	Any T	N1	M0
Stage ⅣB	Any T	N0, N1	M1

【T因子】
TX：肝内病変の評価が不可能
T0：肝内病変が明らかでない
T1〜T4：癌腫の「個数」，「大きさ」，「脈管侵襲」の3項目によって規定される．複数の癌腫は多中心性癌腫であっても肝内転移癌腫であってもよい．肝細胞癌破裂は S_3 と明記するがT因子は変更しない．

【N因子】
N0：リンパ節転移を認めない
N1：リンパ節転移を認める

【M因子】
M0：遠隔転移を認めない
M1：遠隔転移を認める

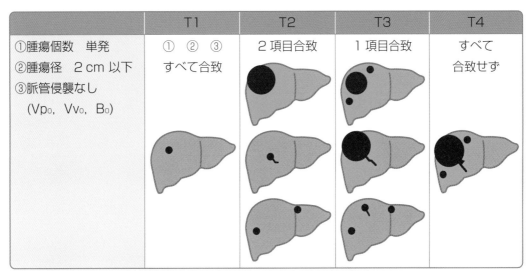

	T1	T2	T3	T4
①腫瘍個数 単発 ②腫瘍径 2cm以下 ③脈管侵襲なし 　（Vp_0, Vv_0, B_0）	① ② ③ すべて合致	2項目合致	1項目合致	すべて 合致せず

（日本肝癌研究会編：臨床・病理 原発性肝癌取扱い規約 第6版補訂版. p.26-27, 金原出版, 2019より転載）

表 2 ｜ 肝障害度分類

臨床所見，血液生化学所見により 3 度に分類する．各項目別に重症度を求め，そのうち 2 項目以上が該当した肝障害度をとる．

項目 ＼ 肝障害度	A	B	C
腹水	ない	治療効果あり	治療効果少ない
血清ビリルビン値（mg/dL）	2.0 未満	2.0〜3.0	3.0 超
血清アルブミン値（g/dL）	3.5 超	3.0〜3.5	3.0 未満
ICG R15（%）	15 未満	15〜40	40 超
プロトロンビン活性値（%）	80 超	50〜80	50 未満

注：2 項目以上の項目に該当した肝障害度が 2 か所に生じる場合には高い方の肝障害度をとる．
　　例えば，肝障害度 B が 3 項目，肝障害度 C が 2 項目の場合には肝障害度 C とする．
　　また，肝障害度 A が 3 項目，B，C がそれぞれ 1 項目の場合は B が 2 項目相当以上の肝障害と判断して肝障害度 B と判定する．

（日本肝臓学会編「肝癌診療マニュアル 第 4 版」2020 年，P102，医学書院より転載）

表 3 ｜ Child-Pugh 分類

項目 ＼ ポイント	1 点	2 点	3 点
脳症	ない	軽度	ときどき昏睡
腹水	ない	少量	中等量
血清ビリルビン値（mg/dL）	2.0 未満	2.0〜3.0	3.0 超
血清アルブミン値（g/dL）	3.5 超	2.8〜3.5	2.8 未満
プロトロンビン活性値（%）	70 超	40〜70	40 未満

各項目のポイントを加算しその合計点で分類する．

Child-Pugh 分類	A	5〜6 点
	B	7〜9 点
	C	10〜15 点

注：Child 分類ではプロトロンビン活性値の代わりに栄養状態（優，良，不良）を用いている．

（日本肝臓学会編「肝癌診療マニュアル 第 4 版」2020 年，P91，医学書院より転載）

3 治療法

! POINT

ステージによって各種治療法を単独あるいは併用で用いる.

どのような治療法がある？

手術（肝切除術，肝移植），薬物療法，ラジオ波焼灼術，肝動脈塞栓化学療法などがあります．肝予備能と進行度を確認し，さらに患者の希望や家庭状況なども十分考慮して，**図4**のアルゴリズムに従って治療法を決定します[3].

肝がんが肝臓内にとどまり，肝予備能が良好な場合は，肝切除手術・ラジオ波焼灼療法（radiofrequency ablation：RFA）・経皮的肝動脈化学塞栓療法（transcatheter arterial chemo-embolization：TACE）などの局所療法が選択されます．遠隔転移（肝臓外の肺などへの転移）があれば，近年特に進歩した分子標的薬と免疫チェックポイント阻害薬を用いた全身薬物療法が選択されます．また，適応基準に合致すれば肝移植の選択肢もあります.

手術はどのように行う？

肝切除術には，がんを含む肝臓の一部を切除する部分切除，肝臓の区域を認識しながら肝がんを含む区域を切除する区域切除あるいは亜区域切除，肝臓の葉全体を切除する葉切除などがあります（**図5**）．これらの外科手術は肉眼的に切除範囲を確認できること，切除標本の詳細な病理検査（組織診断）ができることなどのメリットがあります.

一方，胆汁漏，胸水，腹水，術中出血，肝不全などの合併症には医師・医療スタッフが細心の注意を払います.

図4 肝がん治療のアルゴリズム

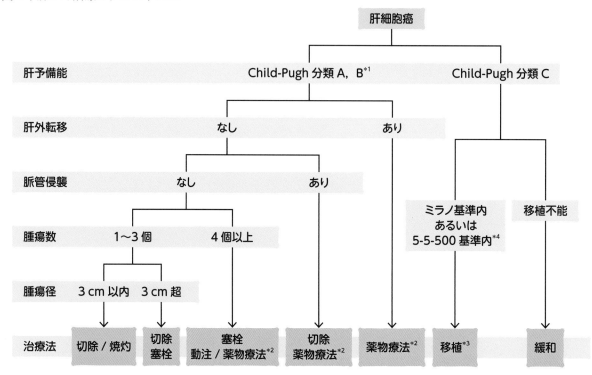

治療法について，2段になっているものは上段が優先される．スラッシュはどちらも等しく推奨される．
*1：肝切除の場合は肝障害度による評価を推奨
*2：Child-Pugh 分類 A のみ
*3：患者年齢は 65 歳以下
*4：遠隔転移や脈管侵襲なし，腫瘍 5 cm 以内かつ腫瘍数 5 個以内かつ AFP 500 ng/mL 以下

（日本肝臓学会編「肝癌診療ガイドライン 2021 年版」2021 年，P76，金原出版より転載）

図5 肝切除術

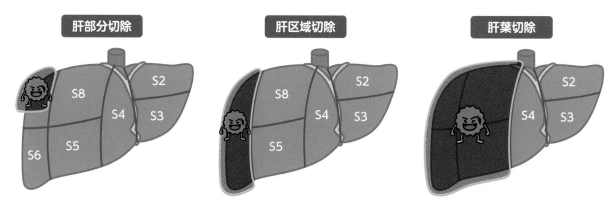

肝移植はどのように行う？

日本では脳死肝移植は少なく，主に生体肝移植が行われています．肝がんの場合に肝移植が選択されるのは，肝予備能が悪く（Child-Pugh 分類 C），ミラノ基準（**表4**）あるいは5-5-500 基準（**表5**）に合致する場合です．

肝移植のメリットは，根治性が高まる，再発の可能性が低い，手術後の生存率が高まる，などです．デメリットは，合併症が起こりうる，免疫抑制薬を生涯服用することになる，臓器提供者（ドナー）の身体的負担が大きい，などです．

表4｜ミラノ基準

- ・肝機能が悪い（肝障害度 A・B を含む C）
- ・がんが 5 cm 以下で 1 個，または 3 cm 以下で 3 個以内
- ・脈管侵襲，遠隔転移がない

表5｜5-5-500 基準

脳死肝移植の選択基準（2019 年 8 月より）

長径 5 cm 以下，5 個以内かつ AFP 値が 500 ng/mL 以下

生体肝移植の選択基準（2020 年 4 月より）

肝内に長径 5 cm 以下 1 個，長径 3 cm 以下 3 個以内，または，長径 5 cm 以下 5 個以内かつ AFP 値が 500 ng/mL 以下

ラジオ波焼灼療法はどのように行う？

ラジオ波焼灼療法（RFA）の概略は第 2 章「2. がんの治療① 局所療法」（p.53）を参照してください．肝細胞がんに対する RFA のメリットは，外科的切除が不要で肝機能が温存されること，患者の身体的負担が少ないこと，再発率が高い肝細胞がんの再治療が容易であること，などです．

治療前後の画像を比較すると，病変部をくり抜いたように治療できます（**図6**）．これまでは単発の肝細胞がんには肝切除が最も良好な予後を示すとされてきましたが，最近の臨床試験では RFA も肝切除に匹敵する成績が出ています．

経皮的肝動脈化学塞栓療法はどのように行う？

経皮的肝動脈化学塞栓療法（TACE）は，血管の豊富な腫瘍に対して腫瘍に栄養を与える血管をカテーテルを使って詰まらせることでがんに栄養が行かないようにする治療法です（**図7**）．がん細胞が 100％動脈によって栄養されている（動脈支配）のに対して，非がん細胞の 80％は門脈支配であることを利用した方法で，腫瘍選択的に塞栓できれば肝機能への影響を少なくできます．

遠隔転移はないものの肝内に多発している例を中心に，局所進行の単発例でも超選択的にカテーテルを操作できる技術や塞栓物質の進歩があり，さらに手術や薬物療法との組み合わせによる集学的治療も

図6｜ラジオ波焼灼療法

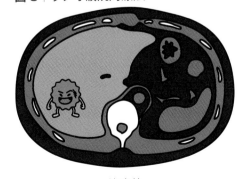
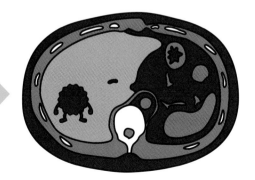

治療前　　　　　　　　　　　　治療後

図7｜経皮的肝動脈化学塞栓療法

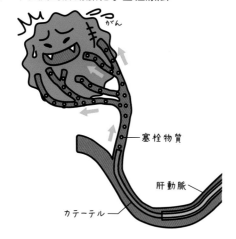

塞栓物質
肝動脈
カテーテル

考案されています.

薬物療法はどのように行う？

　下に肝がんで用いられる治療薬の一覧を示します. 分子標的薬と免疫チェックポイント阻害薬が中心となります. 分子標的薬は6種類, 免疫チェックポイント阻害薬は3種類が保険承認されています（2024年7月現在）. 細胞障害性抗がん剤は肝動注療法に用いられます. 前述のTACEと分子標的薬（ソラフェニブ）の併用も可能です.

　これまでの臨床試験の結果に基づいて,『肝癌診療ガイドライン』で呈示されているアルゴリズムがあり, 一次治療としては, 複合免疫療法の適応がある場合は, アテゾリズマブ＋ベバシズマブまたはトレメリムマブ＋デュルバルマブがまず推奨されます. 自己免疫性疾患などのため免疫チェックポイント阻害薬が使えないような併存疾患がある場合にはソラフェニブやレンバチニブが推奨されています. 二次治療としてレゴラフェニブ, ラムシルマブ, カボザンチニブ, ソラフェニブ, レンバチニブが使われ, 三次治療以降は担当医が抗腫瘍効果と副作用を考慮しながら決めます.

● 肝細胞がんの主な治療薬

分類	一般名	剤形	商品名
細胞障害性抗がん剤			
代謝拮抗薬	フルオロウラシル	注射	5-FU注250 mg, 1000 mg
プラチナ製剤	シスプラチン	注射	動注用アイエーコール®50 mg, 100 mg
分子標的薬			
血管新生阻害薬	ベバシズマブ	注射	アバスチン®点滴静注用100 mg／4 mL, 400 mg／16 mL
	ラムシルマブ	注射	サイラムザ®点滴静注液100 mg, 500 mg
マルチキナーゼ阻害薬	ソラフェニブ	錠剤	ネクサバール®錠200 mg
	レゴラフェニブ	錠剤	スチバーガ®錠40 mg
	レンバチニブ	カプセル	レンビマ®カプセル4 mg
	カボザンチニブ	錠剤	カボメティクス®錠20 mg, 60 mg
免疫チェックポイント阻害薬			
抗PD-L1抗体	アテゾリズマブ	注射	テセントリク®点滴静注1200 mg
	デュルバルマブ	注射	イミフィンジ®点滴静注 120 mg, 500 mg
抗CTLA-4抗体	トレメリムマブ	注射	イジュド®点滴静注25 mg, 300 mg

肝がんのケアのポイント

［肝機能低下に注意！］

　肝細胞がんは肝硬変（一部は慢性肝炎）が背景にあるので，さまざまな治療を受ける過程で，残された肝臓の機能低下をきたす場合があり，注意が必要です．

治療による
肝機能低下に
注意が必要です．

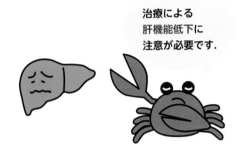

［肝内再発が多いので定期的通院を忘れずに！］

　背景にある肝硬変は，それ自体が肝細胞がん発生のリスクをはらんでいるので，1つの肝細胞がんが治っても，定期的な病院の受診は必須です．

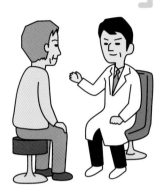

［薬物療法の副作用対策を万全に！］

　分子標的薬や免疫チェックポイント阻害薬が普及してきました．従来の細胞障害性抗がん剤とは異なる副作用があるので，治療前からその対策も含めて十分に知っておきましょう．肝細胞がんに用いられる新規薬剤は他のがん種ですでに使われており，副作用はすでに知られているものです．しかし，特徴的なこととしては，肝細胞がん患者では肝硬変を合併していることが多く，肝予備能が低下しているため，薬物代謝が遅れ，同じ投与量でも副作用が通常より強く出やすいことがあります．

［禁酒が原則！］

　アルコールによるものだけでなく，肝炎ウイルスが原因の肝疾患であっても，アルコールを習慣的に摂取すると発がんのリスクが高まります．禁酒を原則にしましょう．

No

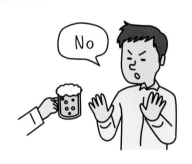

7 胆道がん

2019年の胆道がんの罹患数は22,159例（男性11,964例，女性10,195例）で男女合わせた順位は15位，2022年の死亡数は17,756人（男性9,470人，女性8,286人）で順位は6位です．全体としては男性がやや多いですが，胆嚢がんは女性に多く，胆管がんは男性に多い傾向があります．

1 胆道がんとは

POINT

胆汁の通路にできるがんで，黄疸が出やすい.

どんな種類に分けられる？

胆道とは，肝臓で作られる胆汁の通路です．肝臓内の細い肝内胆管から次第に合流して総肝管となり，そのまま総胆管へと流れると同時に，胆嚢内に貯留し，食事のタイミングで胆嚢管から総胆管へ流出し，十二指腸乳頭部から十二指腸腔内に分泌されます．胆道がんは，できる場所によって**図1**のように分類されます．

どのような人がなりやすい？

胆嚢がんのリスク因子のひとつに胆石があります．胆石を持つ患者が必ず胆嚢がんを発症するわけではありませんが，胆石による痛み発作を繰り返している，大きな胆石や数が多い胆石，胆石が発見されてから長期間経過している場合などでは胆嚢がんの危険が増加します．特に，60歳以上の女性でこれらの特徴をもつ患者は必ず定期的な画像検査を受けましょう．無症状の胆石と胆嚢がんとの因果関係は明確になっていません．なお，肝内結石症と肝内胆管がんの関連性も報告されています．

胆管細胞がんの原因は不明ですが，肝内結石症，肝吸虫症，原発性硬化性胆管炎などが危険因子と言われています．しかし，実際にこれらの危険因子が全くない肝内胆管がんの例も多いです．

膵胆管合流異常もリスクとされています．膵胆管合流異常とは，膵管と胆管が十二指腸壁の外で合流している先天性の異常です（**図2**）．消化酵素を含む膵液が胆道系に流入し，胆嚢壁や胆管壁を刺激して慢性炎症を起こし，がん化につながると考えられています．

また，原発性硬化性胆管炎という疾患は免疫異常によると考えられていますが，慢性の胆管炎によって胆管が狭窄し，胆汁うっ滞が起こり，肝硬変や胆管がんが発生することがあります．

生活習慣に関しては，肥満や脂質異常症，高脂肪食などが胆道がんの危険因子とされています．

図1 胆道がん

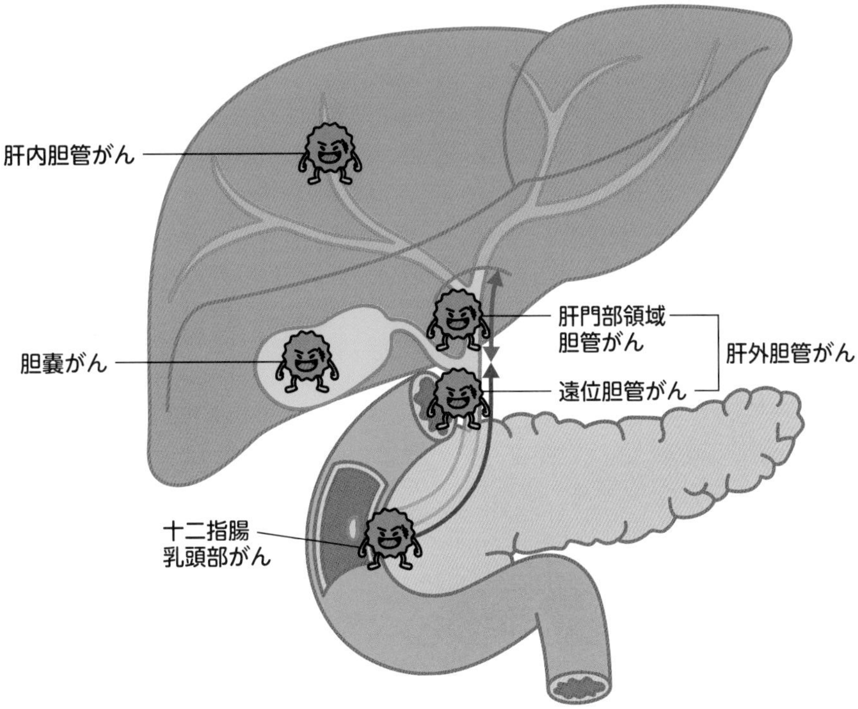

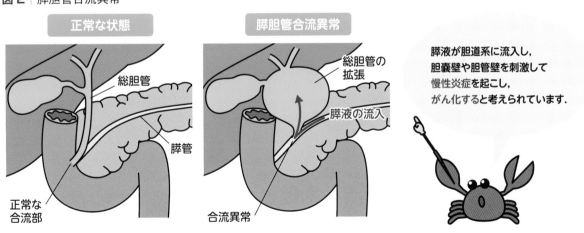

肝内胆管がん

胆嚢がん

肝門部領域胆管がん

遠位胆管がん

肝外胆管がん

十二指腸乳頭部がん

図2 膵胆管合流異常

正常な状態

膵胆管合流異常

総胆管

膵管

正常な合流部

総胆管の拡張

膵液の流入

合流異常

膵液が胆道系に流入し，胆嚢壁や胆管壁を刺激して慢性炎症を起こし，がん化すると考えられています．

ひとくちメモ
職業性胆管がん
胆管がんの特殊な原因物質として，印刷工場で使われる塩素系有機洗浄剤に含まれるジクロロプロパンやジクロロメタンが報告されています．

どのような症状が出る？

胆道がんの共通の症状は黄疸です（図3）．これはがんによって，胆汁の通り道がふさがることで胆汁が十二指腸内に流れなくなり，胆管から血液中に逆流するために起こります．胆汁中のビリルビンという黄色い色素が血液中に増え，全身の皮膚が黄染し，眼球の白目の部分が黄色くなり，明らかに異常な状態とわかります．

尿の色も褐色になります．一方，大便の黄色い色素のもとである胆汁が腸内に出ないため，白色便となります．胆汁中のビリルビンや胆汁酸が皮膚の末梢神経を刺激して全身の皮膚のかゆみを生じさせま

す．胆管閉塞によって胆汁がうっ滞すると細菌感染がおきやすく，胆管炎となります．その場合は，高熱・腹痛などが起こります．さらに進行がんの場合は体重減少がみられます．なお，これらの症状は，がんが進行しないと現れませんので，早期の胆道がんでは無症状のことがほとんどです．

転移はするの？

胆道がんはリンパ節，肝臓・肺などに転移しやすいです．胆嚢がんは肝臓に，胆管がんは十二指腸や膵臓に直接浸潤することが多いです．腹膜播種をきたし，大量腹水を生ずることもあります．

図3 | 胆道がんの症状

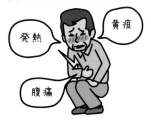
胆管炎

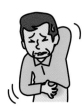
全身のかゆみ

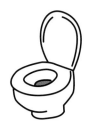
褐色尿, 白色便

2 検査・診断法

！POINT

腹部超音波検査でスクリーニングし，CT や MRI で精査し，内視鏡下の細胞診や生検で確定診断.

どのような検査をする？

肝機能異常や上腹部症状（腹痛，悪心・嘔吐），さらに黄疸で病院を受診した場合は，腹部超音波検査や CT で胆道系の状況を調べます．胆管の狭窄と拡張がないか，ある場合はどの部位かを確かめます．さらに造影 CT や造影 MRI で胆道系の詳細な情報

を得ます．MRI では膵胆道系の状況が一目でわかる MRCP（MR 胆管膵管撮影）の画像が有用です（図4）．詳細な超音波検査としては超音波内視鏡（EUS）や管腔内超音波検査（IDUS）があります．全身の転移状況を知るには PET-CT が有用です．

血液検査では白血球の増加や CRP などの炎症反応から胆管炎や胆嚢炎の有無をチェックします．胆

図4 正常の MRCP 像（2D）

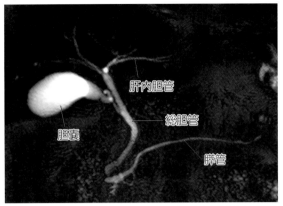

肝内胆管

総胆管

胆嚢

膵管

（福井県済生会病院放射線科 宮山士朗先生より提供）

図5 胆道内視鏡検査

総胆管

十二指腸

胆道鏡

主膵管

十二指腸内視鏡

道がんの腫瘍マーカーでは，特異的なものはなく，CEA や CA19-9 などを測定し，治療経過のモニタリングに使います．

確定診断は，内視鏡で十二指腸乳頭部からカテーテルを挿入して擦過細胞診をしたり，親子方式のファイバースコープによる胆道鏡で直接胆管内を観察し，直視下で狙撃生検を行います（**図5**）．

ステージはどのように決める？

胆道がんの進行度は，がんの深達度（T），リンパ節転移の有無（N），遠隔転移の有無（M）による TNM 分類に基づくステージとして決定されます．日本では『胆道癌取扱い規約』に基づき，肝外胆管がん，胆嚢がん，十二指腸乳頭部がんのそれぞれでステージ分類を行います．このうち肝外胆管がんは肝臓に近い肝門部領域胆管がん，胆嚢管合流部から十二指腸までの遠位胆管がんに分けてステージ分類されます．それぞれのがんのステージ分類は『胆道癌取扱い規約』を参照してください[1]．

3 治療法

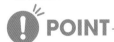 **POINT**

ステージによって各種治療法を単独あるいは併用で用いる．

どのような治療法がある？

外科手術，薬物療法，放射線療法，化学放射線療法などがあります（**図6**）[2]．まずは，切除手術ができるかできないかを判断します．手術の可否にかかわらず，薬物療法は必要です．黄疸がある場合は，内視鏡的にカテーテルやステントを使って，胆汁の流れをよくして黄疸を軽減してから，薬物療法や放射線療法を行います．

手術はどのように行う？

肝門部領域胆管がんの場合は，腫瘍の存在する肝

図 6 | 胆道がんの治療

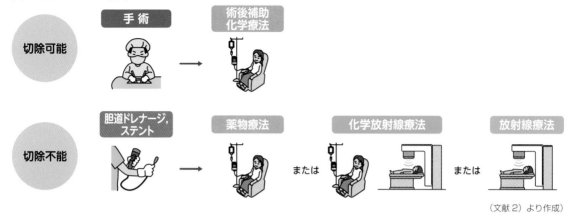

（文献 2）より作成

図 7 | 胆道がんの手術

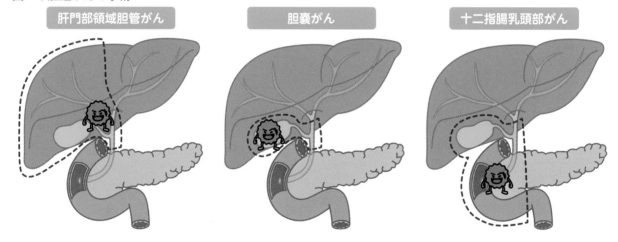

臓の部位のほかに尾状葉（肝臓の裏側，右葉と左葉の間にあり，下大静脈をとりまく部位）も切除することが予後を改善すると証明されています（**図7**）．また門脈合併切除も推奨されています．

胆嚢がんが疑われる場合は，腹腔鏡下ではなく，開腹にて胆嚢切除を行います．胆嚢切除後に漿膜下層への浸潤が明らかになった場合は追加切除を行います．

十二指腸乳頭部がんに対しては，乳頭部だけを切除するのではなく，膵頭十二指腸切除を行います．

薬物療法はどのように行う？

第一選択薬はゲムシタビン（ジェムザール®）とシスプラチン（ランダ®）の併用療法（GC療法）

です．これらにさらにS-1を併用するGCS療法も施行されています．一方，シスプラチンの毒性が強いと判断される場合は，ゲムシタビン＋S-1（GS）療法，さらにゲムシタビンやS-1を単剤で用いることがあります．このような一次治療に耐性となった場合の二次治療としては2021年3月に承認された分子標的薬ペミガチニブ（ペマジール®）があります．

免疫チェックポイント阻害薬としては2022年12月に承認された抗PD-L1抗体薬のデュルバルマブ（イミフィンジ®）があります．なお，胆道がんでも高頻度マイクロサテライト不安定性（MSI-High）陽性の固形がんであれば，ペムブロリズマブ（キイトルーダ®）が使えます．次ページに胆道がんで用いられる治療薬の一覧を示します．

● 胆道がんの主な治療薬

分類	一般名	剤形	商品名
細胞障害性抗がん剤			
代謝拮抗薬	ゲムシタビン	注射	ジェムザール®注射用200 mg, 1 g
	テガフール・ギメラシル・オテラシルカリウム配合剤	カプセル	ティーエスワン®配合カプセルT20, 25
		錠剤	ティーエスワン®配合OD錠T20, 25
		顆粒	ティーエスワン®配合顆粒T20, 25
プラチナ製剤	シスプラチン	注射	ランダ®注10 mg／20 mL, 25 mg／50 mL, 50 mg／100 mL
分子標的薬			
FGFR阻害薬	ペミガチニブ	錠剤	ペマジール®錠4.5 mg
	フチバチニブ	錠剤	リトゴビ®錠4 mg
免疫チェックポイント阻害薬			
抗PD-1抗体	ペムブロリズマブ	注射	キイトルーダ®点滴静注100 mg
抗PD-L1抗体	デュルバルマブ	注射	イミフィンジ®点滴静注120 mg／500 mg

ひとくちメモ
胆道がんの薬物療法の進歩

　胆道がんは難治性のがんですが，薬物療法がようやく進歩してきました．まずゲノム（遺伝子）異常を「がん遺伝子パネル検査」で検出し，それに応じた分子標的薬や免疫チェックポイント阻害薬を選択します．最も科学的根拠の強いエビデンスレベル1のゲノム異常には，食道がん・胃がんの *ERBB2* 遺伝子増幅，胆管がんの *IDH1* 遺伝子変異，前立腺がんの *BRCA2*, *ATM* 遺伝子変異が挙げられます．

　IDH1は，イソクエン酸デヒドロゲナーゼ1のことであり，この遺伝子に変異があれば，変異型IDH1阻害薬であるイボシデニブによる治療が臨床試験で良好な成績を残しており，米国ではすでに2021年8月に薬事承認されています．胆管がんの約20%で *IDH1* 遺伝子変異が認められることから，今後日本の診療現場でも使える時代が来るでしょう．

胆道がんのケアのポイント

黄疸に注意！

胆道がんでは再発やステント閉鎖などで胆管の閉塞がおきやすく，黄疸を生じます．ふだんから白目の色を鏡で確認し，少しでも黄色いと感じたら病院に連絡するように伝えましょう．

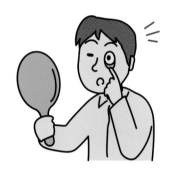

薬物療法の副作用対策を万全に！

これまで薬物療法の種類が少なかった胆道がんですが，分子標的薬や免疫チェックポイント阻害薬が使えるようになってきました．たとえば，胆道がんのみに保険適用のある（2024年7月現在）分子標的薬であるペミガチニブは，副作用として，脱毛症・味覚障害・爪の障害・口内炎・下痢・高リン血症などがいずれもかなり高い頻度（約40〜60%）で認められ，また網膜剥離（約6%）も報告されています．

> **ひとくちメモ**
> **ペミガチニブ**
> ペミガチニブは，線維芽細胞増殖因子受容体（fibroblast growth factor receptor：FGFR）のチロシンキナーゼ阻害薬です．化学療法歴のある *FGFR2* 融合遺伝子陽性の治癒切除不能な胆道がん患者を対象に，日本では2021年2月に希少疾病用医薬品に指定されました．

転移・再発が多いので定期的通院を忘れずに！

胆嚢がんも胆管がんも転移・再発が多いので，定期的な通院は必須です．定期的通院のほかにも体調が悪い場合はすぐに病院に連絡するように伝えましょう．

食事指導も必要！

食事は少量ずつ分けて食べるように指導しましょう．食事の内容についての注意点は，動物性脂肪より植物性脂肪を選び，大豆製品や魚類などの良質のタンパク質を摂取する，コーヒー・紅茶や刺激物は控えめにすることです．飲酒については，担当医に確認しましょう．

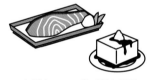
良質なタンパク質を摂取

コーヒー・紅茶，
刺激物は控えめに

オンライン診療

▌オンライン診療とは？

　厚生労働省の定義では，オンライン診療とは「遠隔医療のうち，医師－患者間において，情報通信機器を通して，患者の診察及び診断を行い診断結果の伝達や処方等の診療行為を，リアルタイムにより行う行為」となっています．コロナ禍で病院受診ができないあるいは控えた時期にはオンライン診療が注目されました．

▌オンライン診療のメリットは？

　高齢者や心身の障害のために病院を受診できない場合でも，オンライン診療が可能になれば，患者本人がうまく対応できない場合には家族などが同席してサポートすることができるでしょう．一方，オンライン診療では問診は可能ですが，聴診や触診ができないという問題があります．ただ，これらについても最新の技術を使って可能にする試みがなされています．

　電話再診は日常的になっていますが，顔を見ながら会話できることは，むしろ医師が電子カルテのモニタ画面ばかり見ているという患者の不満の解消につながるかもしれません．

▌オンライン診療を行える条件は？

　ネット環境が整っていることが必須要件ですが，スマートフォンが普及し，動画を共有できることが日常的になってきました．オンライン診療は単なる医療相談ではなく，リアルタイムの診察と処方などの診療行為です．そのため文字での記録だけでは成立しません．原則的に初診は実際の診察が必要です．医師は医療機関に所属し，緊急対応が可能でなければなりません．そのような条件であれば，医師は必ずしも医療機関からの発信でなくとも，たとえば自宅からの対応も可能です．

　日本ではさまざまな条件が不足して，医療機関側と患者側の双方でまだオンライン診療が一般化していませんが，今後普及していく可能性があります．

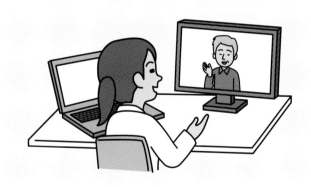

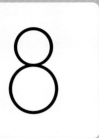

8 膵がん

2019 年の膵がんの罹患数は男女合わせて 43,864 例で 6 位です（男性 22,285 例，女性 21,579 例）．
2022 年の死亡数は 39,468 人で 4 位です（男性 19,608 人，女性 19,860 人）．膵がんは，罹患数と死亡数がかなり近く，非常に予後が悪いがんであるといえます．
5 年生存率も 10％未満で，「最難治がん」のひとつです．

1 膵がんとは

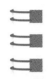

POINT

腫瘍ができた部位で分類されるが，早期発見・治療は難しい．

[**どんな種類に分けられる？**]

　膵臓は膵頭部，膵体部，膵尾部に分けられます（**図 1**）．膵頭部と膵体部の境界は門脈・上腸間膜静脈の左側縁で，膵体部と膵尾部の境界は膵頭部を除いた長さを 2 等分したところです．そのため，腫瘍

ができた部位により，膵頭部がん，膵体部がん，膵尾部がんに分類されます．

　組織学的には膵管由来の腺がんがほとんどですが，まれに腺房細胞がんや神経内分泌がんもみられます．さらに，膵管内乳頭粘液性腫瘍（intraductal papillary mucinous neoplasm：IPMN）から発がんする場合も

図 1 | 膵がんの分類

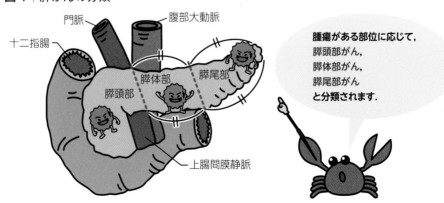

腫瘍がある部位に応じて，
膵頭部がん，
膵体部がん，
膵尾部がん
と分類されます．

あります．IPMN は膵管内にできた乳頭状のポリープから粘液が産生され，膵管が拡張してくる疾患ですが，IPMN 自体の予後は比較的良いです．

膵がんはなぜ，治療が難しい？

膵がんは腫瘍の間質（特に線維化）が多く，「鎧を着ているような」ものです．このため，画像診断でも周囲との境界が不鮮明なことが多いです．さらにこの間質によって，治療薬がうまく腫瘍細胞に到達しません（**図2**）．

また，膵がんはとても強い痛みが出るというイメージがありますが，これは腫瘍が周囲の神経叢に浸潤することで起こります．

どのような人がなりやすい？

近親者に膵がんの人がいる，アルコール摂取量が多い，高度肥満，慢性膵炎，糖尿病などの要素・疾患を持つ人が膵がんになりやすいとされています．

図2 | 膵がんの特徴

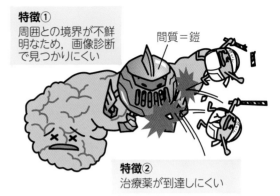

特徴①
周囲との境界が不鮮明なため，画像診断で見つかりにくい

間質＝鎧

特徴②
治療薬が到達しにくい

ひとくちメモ

超早期の膵がんの発見のために

膵がんは CT や MRI などの画像診断で目に見えるような腫瘍の段階ではすでに進行していると考えられます．しかし，より早期の段階で発見できれば，長期生存が期待できます．

そのためには，①家族歴（近親者に膵がん，大腸がん，乳がん，卵巣がんの患者がいるか，家系に膵炎の患者がいるか）や既往歴（本人に大腸がん，乳がん，卵巣がん，膵炎の既往があるか）を丹念に聞き取る，②超音波検査・CT などで，腫瘍そのものよりも，膵嚢胞や膵管拡張に注意する，③糖尿病の急な発症や増悪があれば膵がんを考える，などがポイントです．

また，血液検査で mRNA の発現パターンから膵がんを発見しようという試みもされており，今後の多数例への応用が期待されています．

どのような症状が出る？

膵頭部がんでは，総胆管の狭窄・閉塞のため，黄疸・発熱・腹痛などの胆管炎の症状から発見されることが多いです．腫瘍が小さくても閉塞性黄疸が出るので，比較的発見されやすいともいえます．一方，膵体部がんや膵尾部がんは，症状が出にくいため，腫瘍が大きくなり，遠隔転移をきたしてから発見されることが多いです．

また，膵臓が背中に近いため，がんが神経に浸潤しやすいことから，背部痛も有名です．進行すると体重減少も起こります．その他，糖尿病患者では急に血糖コントロールが悪化したら，膵がんが原因であったという場合もあります（**図3**）．

図3 膵がんの症状

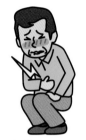
胆管炎による
黄疸・発熱・腹痛
（膵頭部がん）

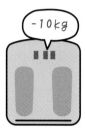
体重減少

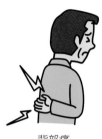
背部痛

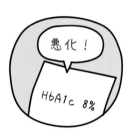
糖尿病の悪化

2 検査・診断法

! POINT

超音波検査，CT，MRI，EUS などが用いられる．

膵がんの検査・診断はどのようなもの？

画像診断では，腹部超音波検査が膵がんの診断に有用です．腫瘍自体の描出や総胆管や主膵管の拡張などの間接的所見を得ることができます．最も診断能が高いのは，腹部造影CT検査です．特に造影剤を用いたダイナミックCT検査では，造影早期相と後期相で腫瘍の染まり方が変化し，膵がんに特徴的なパターンがわかります．周囲組織との関連や脈管浸潤の状況，肝転移や腹膜播種（腹水）の有無について正確な情報が得られます．さらに，膵胆道系の状況がわかるMRI/MRCPも行われます．全身の転移状況を知るにはPET-CTが有用です．

その他，超音波内視鏡下吸引生検（endoscopic ultrasound-guided fine needle aspiration：EUS-FNA）もよく行われます．EUS-FNAは，内視鏡の先端に超音波検査で用いられるプローブと生検用の針を取り付けたものです（p.39，第2章「1.がんの診断」参照）．膵がんの描出と，内視鏡的な腫瘍生検が同時にできるので，組織学的確定診断に用いられます．

血液検査では，腫瘍マーカーとしてCA19-9，

CEA，DU-PAN-2 などが用いられますが，進行しないと上昇しません．糖尿病の悪化を示唆するHbA1c の上昇，膵がんに随伴する膵炎を示唆するアミラーゼやリパーゼの上昇，閉塞性黄疸や胆管炎を示唆する総ビリルビンや胆道系酵素の上昇などの肝機能異常が診断の一助になります．

　膵がんの TNM 分類とステージ分類を**表1**に示します[1]．

表1 膵がんのステージ分類

	M0		M1
	N0	N1	Nを問わず
T0，Tis	0	ⅡB	Ⅳ
T1	ⅠA	ⅡB	Ⅳ
T2	ⅠB	ⅡB	Ⅳ
T3	ⅡA	ⅡB	Ⅳ
T4	Ⅲ	Ⅲ	Ⅳ

【T】膵局所進展度
T0：原発腫瘍を認めない
Tis：非浸潤癌
T1：腫瘍が膵臓に限局しており，最大径が 20mm 以下である
　　T1a：最大径が 5mm 以下の腫瘍
　　T1b：最大径が 5mm をこえるが 10mm 以下の腫瘍
　　T1c：最大径が 10mm をこえるが 20mm 以下の腫瘍
T2：腫瘍が膵臓に限局しており，最大径が 20mm をこえている
T3：腫瘍の浸潤が膵をこえて進展するが，腹腔動脈もしくは上腸間膜動脈に及ばないもの
T4：腫瘍の浸潤が腹腔動脈もしくは上腸間膜動脈に及ぶもの

【N】リンパ節転移の程度
N0：領域リンパ節に転移を認めない
N1：領域リンパ節に転移を認める

【M】遠隔転移
M0：遠隔転移を認めない
M1：遠隔転移を認める

（日本膵臓学会編：膵癌取扱い規約 第 8 版．p.14，43，47，53，金原出版，2023 より改変）

3 ┃ 治療法

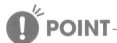
POINT

進行がんが多いため，薬物療法が中心となる．

［どのような治療を行う？］

　手術や薬物療法，放射線療法を用います（**図4**）[2]．しかしながら，膵がんは発見時に遠隔転移を伴う進行例が多いので，実際には，切除手術ができるのは膵がん全体の 20〜30％にすぎません．また，手術したとしても術後に再発する例が多く，その場合の治療も薬物療法が中心です．

　局所的に進行していても遠隔転移のない場合は，放射線療法や化学放射線療法が用いられます．治療によって腫瘍が縮小すれば，手術ができるようになる場合もあります．

［手術はどのように行う？］

　切除手術ができる場合には，膵頭部がんでは膵頭部に加え，十二指腸や胆管，胆嚢，場合によっては胃の幽門側を切除します（膵頭十二指腸切除）．膵体尾部がんでは，膵体尾部に加え，脾臓も摘出しま

図4 | 膵がんの治療

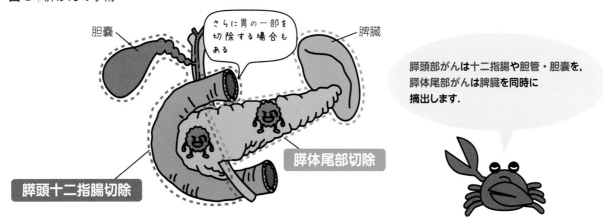

| ステージ 0〜II | → | **手術** → **薬物療法** | 術前に薬物療法を行う場合もある |

根治的治療

ステージ 0〜II → 手術 → 薬物療法　術前に薬物療法を行う場合もある

ステージ III → 化学放射線療法（手術）　化学放射線療法の結果，腫瘍が縮小すれば手術を行う場合もある

ステージ IV → 薬物療法（放射線療法　バイパス手術　ステント治療）

バイパス手術：がんの切除ではなく，がんによる消化管閉塞などによる症状緩和のために行う

ステント治療：閉塞性黄疸に対し，内視鏡的に行う

（文献2）より作成）

図5 | 膵がんの手術

胆嚢　　　　　脾臓

さらに胃の一部を切除する場合もある

膵頭十二指腸切除　　膵体尾部切除

膵頭部がんは十二指腸や胆管・胆嚢を，膵体尾部がんは脾臓を同時に摘出します．

す（膵体尾部切除）（**図5**）．

[薬物療法はどのように行う？]

　膵がんの治療は，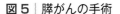薬物療法が中心ではありますが，

著効例（腫瘍消失例）は少なく，有効例（腫瘍縮小例）でもその多くは後に増悪するため，「QOLの良い延命」が治療の目標になります．

　治療薬としては2001年にゲムシタビン（ジェム

ザール®）が承認されてから，ゲムシタビン単剤を
しのぐ併用薬レジメンがありませんでした．しか
し，2011年にエルロチニブ（タルセバ®），2014年
にアルブミン懸濁型のパクリタキセル（アブラキサ
ン®）がゲムシタビンとの併用で承認されました.

　また，2013年にゲムシタビンを含まないレジメ
ンとして FOLFIRINOX 療法が保険適用になりまし
た．これはレボホリナート・フルオロウラシル・イ
リノテカン・オキサリプラチンの4種類を組み合わ
せたもので，最も抗腫瘍効果が高く，延命効果も証
明されています．しかし，血液毒性が強いため，支
持療法が重要で，減量した変法も用いられています．
また，S-1（ティーエスワン®）も単剤あるいはゲム

シタビンとの併用で用いられます．その他，2020
年にはリポソーム化イリノテカンであるイリノテカ
ン塩酸塩水和物（オニバイド®）が薬物療法後に増
悪した治癒切除不能な膵がんに対して承認され，大
腸がんに用いられるレジメンである FOLFIRI 療法
（イリノテカン，フルオロウラシル，レボホリナー
ト）のうち，イリノテカンを本剤に置き換えた形の
レジメンとして運用されています．また，適応例は
限定されますが，新しく分子標的薬や免疫チェック
ポイント阻害薬が使えるようになりました.

　次ページに膵がんで用いられる治療薬の一覧を示
します.

● 膵がんの主な治療薬

分類	一般名	剤形	商品名
細胞障害性抗がん剤			
代謝拮抗薬	テガフール・ウラシル配合剤	カプセル	ユーエフティ®配合カプセルT100
		顆粒	ユーエフティ®E配合顆粒T100, 150, 200
	テガフール・ギメラシル・オテラシルカリウム配合剤	カプセル	ティーエスワン®配合カプセルT20, 25
		錠剤	ティーエスワン®配合OD錠T20, 25
		顆粒	ティーエスワン®配合顆粒T20, 25
	フルオロウラシル	注射	5-FU注250 mg, 1000 mg
	ゲムシタビン	注射	ジェムザール®注射用200 mg, 1 g
トポイソメラーゼ阻害薬	イリノテカン	注射	カンプト®点滴静注40 mg, 100 mg / トポテシン®点滴静注40 mg, 100 mg
	イリノテカン塩酸塩水和物	注射	オニバイド®点滴静注43 mg
プラチナ製剤	オキサリプラチン	注射	エルプラット®点滴静注液50 mg, 100 mg, 200 mg
アルキル化薬	シクロホスファミド	散剤	経口用エンドキサン®原末100 mg
		錠剤	エンドキサン®錠50 mg
		注射	注射用エンドキサン®100 mg, 500 mg
抗腫瘍性抗生物質	ドキソルビシン	注射	アドリアシン®注用10, 50
	マイトマイシンC	注射	マイトマイシン注用2 mg, 10 mg
微小管阻害薬	パクリタキセル（アルブミン懸濁型）	注射	アブラキサン®点滴静注用100 mg
分子標的薬			
チロシンキナーゼ阻害薬	エルロチニブ	錠剤	タルセバ®錠25 mg, 100 mg
	エヌトレクチニブ	カプセル	ロズリートレク®カプセル 100 mg, 200 mg
PARP阻害薬	オラパリブ	錠剤	リムパーザ®錠100 mg, 150 mg
トロポミオシン受容体キナーゼ阻害薬	ラロトレクチニブ	カプセル	ヴァイトラックビ®カプセル 25 mg, 100 mg
		液剤	ヴァイトラックビ®内用液 20 mg/mL
免疫チェックポイント阻害薬※			
抗PD-1抗体薬	ペムブロリズマブ	注射	キイトルーダ®点滴静注100 mg

※高頻度マイクロサテライト不安定性（MSI-High）を有するがんの場合，適応あり

膵がんのケアのポイント

胆管炎は膵頭部がんのサイン！

膵頭部がんは胆管炎を起こしやすいので，その徴候（黄疸・発熱・腹痛）がみられたら，早めに受診するように勧めましょう．

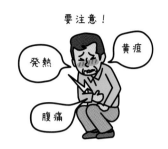

精神的なケアが重要！

膵がんは予後不良であるためか，うつ状態・うつ病になる患者がほかのがんより多く，精神的なケアが重要です．うつを疑うようであれば，早めに精神科の診療を受けるように勧めましょう．

進行がんは QOL を保つことを目標に！

進行した膵がんに対する薬物療法は，QOL を良好に保ちながらの延命が目標です．そこで，副作用の出現状況など，こまめに患者の状態を把握しましょう．

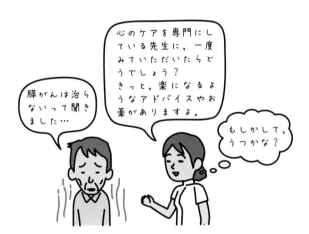

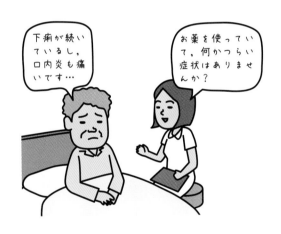

感染対策も万全に！

薬物療法によって免疫力が低下します．そこで，清潔を保ち，外出後の手指洗浄・うがいをはじめ，一般的な感染防止策をとるように指導しましょう．

9 子宮がん

2019 年の子宮がんの罹患数は 29,136 例で順位は 10 位，2022 年の死亡数は 7,157 人で順位は 14 位です．子宮体がんは増加傾向にあり，糖尿病や脂質異常症などの生活習慣病との関連性が指摘されており，50 歳代が罹患数のピークです．一方，子宮頸がんも罹患数・死亡数とも増加傾向にあり，罹患年齢のピークが出産年齢のピークと重なるので，「マザーキラー(mother killer)」ともよばれます．

1 子宮がんとは

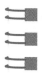 **POINT**

子宮体がんと子宮頸がんがあり，その割合は約 6：4 だが，子宮体がんの割合が増加している．

どのような種類に分けられる？

子宮上部の袋状の子宮体部にできる子宮体がんと，子宮下部の筒状の子宮頸部にできる子宮頸がんに分けられます（**図1**）．子宮体がんは子宮内膜から発生するので，子宮内膜がんともよばれます．なお，子宮頸がんには子宮頸部異形成という前がん病変が知られており，がんの早期発見につながります．

どのような人がなりやすい？

子宮体がんはエストロゲン（卵胞ホルモン）の刺激によって発生する場合とエストロゲンに無関係の場合があります．エストロゲンが関係する場合のリスク因子には，出産経験がない，閉経が遅い，肥満，糖尿病，多嚢胞性卵巣症候群などがあります．子宮体がんは閉経後の女性に多いのですが，肥満によって脂肪細胞から出るアロマターゼがアンドロゲンか

図1 子宮がんの種類

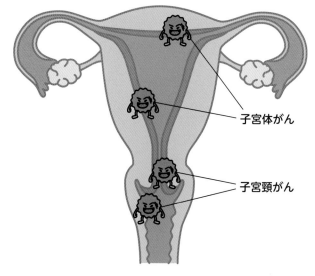

子宮体がん

子宮頸がん

らエストロゲンに変換し，エストロゲンを分泌することで，子宮体がん発生へとつながります．子宮体がんの約40%は肥満とよると考えられ，子宮体がんは肥満と最も関連性があるがんです．多嚢胞性卵巣症候群ではエストロゲンが高くなり，プロゲステロンが低くなるため，子宮体がんの危険因子に挙げられます（乳がん・卵巣がんの危険因子でもあります）．

子宮頸がんはヒトパピローマウイルス（human papillomavirus：HPV）の感染によると考えられています（p.18，第1章「3.がんの誘因・危険因子」参照）．

どのような症状が出る？

子宮がんの症状で最も多いのは月経以外の不正性器出血です（**図2**）．特に子宮体がんの発見のきっかけの大部分は不正性器出血です．その他には，子宮体がんではおりもの（帯下）の変化（量が増加した，茶褐色で血液が混じっている，いつもと違ったにおいがする），腹痛（鈍痛，張った感じ），腰痛などです．子宮頸がんでは性交中の骨盤腔内の痛み，

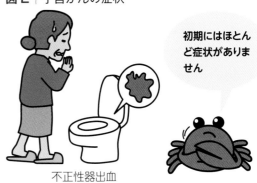

図2 | 子宮がんの症状

初期にはほとんど症状がありません

不正性器出血

性交後の腟からの出血，帯下の変化などです．ただし，これらの子宮がんの症状は進行がんの場合であり，初期にはほとんど症状がありません．

転移はするの？

子宮体がんでは，腟・骨盤内・腹膜などへの転移・再発に加えて，血行性には肝臓や肺などの遠隔臓器に転移します．子宮頸がんの転移先としては，リンパ行性には傍大動脈リンパ節，血行性には肺・脳・骨などがあります．

2 検査・診断法

POINT

細胞診・組織診で確定診断をして，画像診断でステージを決める．

どのような検査をする？

子宮体がんが疑われる場合，内診・直腸診，子宮内膜の細胞診・組織診でがんの確定診断をします．局所の広がりは子宮鏡（**図3**）で，周囲臓器への浸潤や遠隔転移は超音波検査・CT・MRI・PET-CTで診断します．

子宮頸がんが疑われる場合は，まず細胞診を行い，その結果によっては，ハイリスクHPV検査によって発がん性の高いHPV感染の有無を検査することがあります．さらにコルポスコープ（腟拡大鏡）下の組織診や円錐切除術による組織診を行います．それ以降は子宮体がんと同様です．

図3│子宮鏡

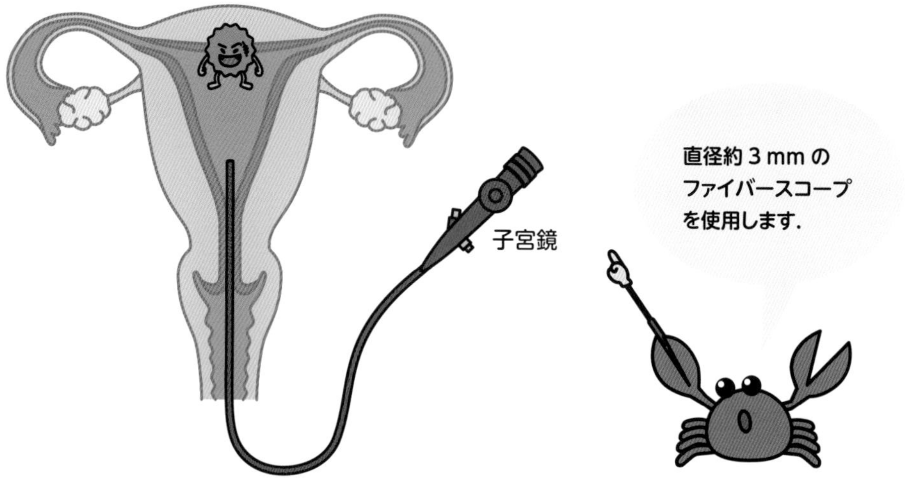

子宮鏡

直径約 3 mm の
ファイバースコープ
を使用します．

ひとくちメモ

子宮がんの腫瘍マーカー

　子宮がんに特異的な腫瘍マーカーはありませんが，CA125 が子宮体がんや卵巣がんなどの婦人科がんで用いられます．CA125 は腹水や胸水などの体腔液の貯留を反映する場合があります．

［ ステージはどのように決める？ ］

　子宮体がんの進行度は，手術所見に基づき，腫瘍の広がり・リンパ節転移の有無・遠隔転移の有無などによって決定します（**表1**）[1]．子宮頸がんのステージは，がんの広がり，周囲臓器への浸潤，遠隔転移の有無によって決まります（**表2**）[2]．

表1│子宮体がんのステージ分類

Ⅰ期：癌が子宮体部に限局するもの	
ⅠA 期	癌が子宮筋層 1/2 未満のもの
ⅠB 期	癌が子宮筋層 1/2 以上のもの
Ⅱ期：癌が頸部間質に浸潤するが，子宮をこえていないもの*	
Ⅲ期：癌が子宮外に広がるが，小骨盤腔をこえていないもの，または所属リンパ節へ広がるもの	
ⅢA 期	子宮漿膜ならびに／あるいは付属器を侵すもの
ⅢB 期	腟ならびに／あるいは子宮傍組織へ広がるもの
ⅢC 期	骨盤リンパ節ならびに／あるいは傍大動脈リンパ節転移のあるもの
ⅢC1 期	骨盤リンパ節転移陽性のもの
ⅢC2 期	骨盤リンパ節への転移の有無にかかわらず，傍大動脈リンパ節転移陽性のもの
Ⅳ期：癌が小骨盤腔をこえているか，明らかに膀胱ならびに／あるいは腸粘膜を侵すもの，ならびに／あるいは遠隔転移のあるもの	
ⅣA 期	膀胱ならびに／あるいは腸粘膜浸潤のあるもの
ⅣB 期	腹腔内ならびに／あるいは鼠径リンパ節転移を含む遠隔転移のあるもの

＊頸管腺浸潤のみはⅡ期ではなくⅠ期とする．

（日本産科婦人科学会，日本病理学会編：子宮体癌取扱い規約 病理編 第 5 版．p.16-17，金原出版，2022 より転載）

表2 子宮頸がんのステージ分類

I期：癌が子宮頸部に限局するもの（体部浸潤の有無は考慮しない）	
IA期	病理学的にのみ診断できる浸潤癌のうち，間質浸潤が5mm以下のもの 浸潤がみられる部位の表層上皮の基底膜より計測して5mm以下のものとする．脈管（静脈またはリンパ管）侵襲があっても進行期は変更しない．
IA1期	間質浸潤の深さが3mm以下のもの
IA2期	間質浸潤の深さが3mmをこえるが，5mm以下のもの
IB期	子宮頸部に限局する浸潤癌のうち，浸潤の深さが5mmをこえるもの（IA期をこえるもの）
IB1期	腫瘍最大径が2cm以下のもの
IB2期	腫瘍最大径が2cmをこえるが，4cm以下のもの
IB3期	腫瘍最大径が4cmをこえるもの
II期：癌が子宮頸部をこえて広がっているが，腟壁下1/3または骨盤壁には達していないもの	
IIA期	腟壁浸潤が腟壁上2/3に限局していて，子宮傍組織浸潤は認められないもの
IIA1期	腫瘍最大径が4cm以下のもの
IIA2期	腫瘍最大径が4cmをこえるもの
IIB期	子宮傍組織浸潤が認められるが，骨盤壁までは達しないもの
III期：癌浸潤が腟壁下1/3まで達するもの，ならびに/あるいは骨盤壁にまで達するもの，ならびに/あるいは水腎症や無機能腎の原因となっているもの，ならびに/あるいは骨盤リンパ節ならびに/あるいは傍大動脈リンパ節に転移が認められるもの	
IIIA期	癌は腟壁下1/3に達するが，骨盤壁までは達していないもの
IIIB期	子宮傍組織浸潤が骨盤壁にまで達しているもの，ならびに/あるいは明らかな水腎症や無機能腎が認められるもの（癌浸潤以外の原因による場合を除く）
IIIC期	骨盤リンパ節ならびに/あるいは傍大動脈リンパ節に転移が認められるもの（rやpの注釈をつける）
IIIC1期	骨盤リンパ節にのみ転移が認められるもの
IIIC2期	傍大動脈リンパ節に転移が認められるもの
IV期：癌が膀胱粘膜または直腸粘膜に浸潤するか，小骨盤腔をこえて広がるもの	
IVA期	膀胱粘膜または直腸粘膜への浸潤があるもの
IVB期	小骨盤腔をこえて広がるもの

（日本産科婦人科学会，日本病理学会編：子宮頸癌取扱い規約 病理編 第5版，p.16-17，金原出版，2022より転載）

> **ひとくちメモ**
> **子宮体がんの分子遺伝学的分類**
> 　欧米では病理組織学的分類とは別に分子遺伝学的分類が臨床に導入されています．これはがんゲノムアトラス（The Cancer Genome Atlas：TCGA）を用いた分類です（2013年）．POLE（polymerase ε）型（ultramutated），microsatellite instability（MSI型）（Hypermutated），copy number low（CN-L）型（endometrioid-like），copy number high（CN-H）型（serous-like）に分類されます．

3 治療法

❗ POINT

基本的には手術で診断と初期治療し，薬物療法で経過観察する．

［ 治療法はどうやって決める？ ］

　手術所見からステージが決まり，ステージに応じた治療法が決まります．ただし初回治療は術前の各種検査結果からの推測になります．

　子宮体がんは薬物療法や放射線療法の効果が低く，外科手術が治療の第一選択です（**図4**）[3]．そのため，ステージⅠ〜Ⅱでは手術を行います．ステージⅢは子宮の外にもがんが広がっているのですが，あくまでも局所的な状態です．もし手術が可能であれば，ステージⅡ期と同じ手術を目指します．手術ができない場合は，薬物療法，放射線治療を考慮します．ステージⅣは膀胱や腸に浸潤したり，遠隔転移がある場合です．浸潤・転移が膀胱や腸粘膜のみであれば手術を考慮し，明らかな遠隔転移があれば薬物療法に進みます．

　子宮頸がんの治療方針でも，ステージを手術で決定し，それに応じて薬物療法や放射線療法（化学放射線療法を含む）を組み合わせていきます（**図5**）[4]．

［ 手術はどのように行う？ ］

　子宮体がんにおいては子宮摘出術を行います．子宮摘出術には，広汎子宮全摘出術，準広汎子宮全摘出術，拡大単純子宮全摘出術（腟壁を合併切除する場合），単純子宮全摘出術などがあります（**図6**）．また従来からの開腹手術に加えて，傍大動脈リンパ節の郭清（生検）を必要としない再発低リスクで術前の推定ステージⅠの症例では，2014年4月から腹腔鏡下手術，2018年4月からはロボット手術が保険適用になりました．術前の推定ステージⅡの症例では，準広汎子宮全摘出術を中心に，必要に応じてより広汎な摘出手術を考慮します．なお，この場合の腹腔鏡下手術は根治性が証明されておらず，開腹手術が基本です．ステージⅢは子宮の外にもがんが広がっているものの，あくまでも局所的な状態のため，もし手術が可能であれば，ステージⅡと同じ手術を目指します．

　高度異形成を含む初期の子宮頸がんでは円錐切除

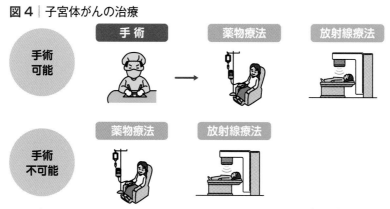

図4 子宮体がんの治療

手術可能：手術 → 薬物療法　放射線療法

手術不可能：薬物療法　放射線療法

（文献3）より作成）

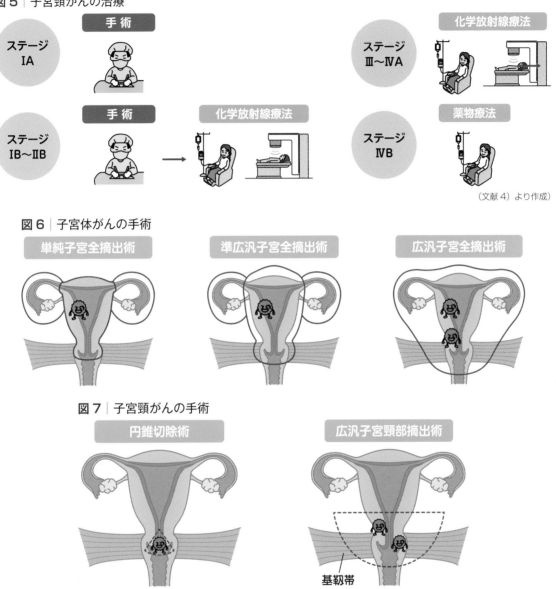

図5│子宮頸がんの治療

手術
ステージ
IA

手術 → 化学放射線療法
ステージ
IB〜IIB

化学放射線療法
ステージ
III〜IVA

薬物療法
ステージ
IVB

(文献4)より作成)

図6│子宮体がんの手術

単純子宮全摘出術　　準広汎子宮全摘出術　　広汎子宮全摘出術

図7│子宮頸がんの手術

円錐切除術　　広汎子宮頸部摘出術

基靭帯

を行います（**図7**）．画像診断では確定できないがんの診断を円錐切除標本の病理検査で正確な診断が可能になり，高度異形成に対しては円錐切除のみで治療が完結します．広汎子宮全摘出術が必要な進行期で，かつ患者が妊娠可能な年齢で挙児を希望する場合には，妊娠の可能性を残すために，子宮体部と卵巣を残し，それ以外は広汎子宮全摘出術と同じ範囲を切除します．ただし，がんが小さいなどの基準を満たしている必要があります．それ以外の単純子

宮全摘出術，準広汎子宮全摘出術，広汎子宮全摘出術は子宮体がんの場合と同じです．

放射線療法や化学放射線療法はどのように行う？

手術所見で再発リスク因子である骨盤リンパ節への転移と子宮傍結合織浸潤が認められた場合は，同時化学放射線療法が施行されます．

子宮体がんは，前述のとおり放射線療法の効果が

低いとされていますが，手術が不可能な場合などでは行われることもあります．

　子宮頸がんの薬物療法では，ステージⅢ，ⅣAでは同時化学放射線療法が推奨されています．放射線療法と併用する具体的なレジメンとしては，シスプラチン（ランダ®）単剤，シスプラチン＋フルオロウラシル（5-FU），シスプラチン＋パクリタキセル（タキソール®）が挙げられます．

薬物療法はどのように行う？

　子宮体がんの薬物療法では，細胞障害性抗がん剤としては，ドキソルビシン（アドリアシン®）とシスプラチンを併用するAP療法，パクリタキセル（タキソール®）とカルボプラチン（パラプラチン®）を併用するTC療法が一般的です．『子宮体がん治療ガイドライン2023年版』では，再発がんに対してTC療法，レンバチニブ＋ペムブロリズマブ併用療法，MSI-Highまたは高い腫瘍遺伝子変異量（TMB-High）の例にペムブロリズマブ単剤が推奨されています[23]．ホルモン療法としては，エストロゲンの働きを抑える黄体ホルモン（プロゲステロン）を内服し，がんの再発や進行を抑えます．ただし，投与

できるのは，子宮内にとどまっている高分化型がんで，かつ，切除組織で黄体ホルモン受容体が陽性という場合です．高用量（200～600 mg/回）のメドロキシプロゲステロン酢酸エステル（ヒスロン®H）を継続します．ただし，血栓症の副作用に注意が必要なため，脳梗塞・心筋梗塞既往歴，肥満症，ほかのホルモン療法薬を服用している場合には使用できません．

　子宮頸がんの薬物療法では，ステージⅢ，ⅣAでは同時化学放射線療法が推奨されています．放射線療法と併用する具体的なレジメンとしては，シスプラチン単剤，シスプラチン＋フルオロウラシル，シスプラチン＋パクリタキセルが挙げられます．放射線療法の前後での薬物療法は推奨されていません．ステージⅣBでは，細胞障害性抗がん剤の組み合わせにベバシズマブ（アバスチン®）を併用するレジメンのエビデンスが報告されています．たとえば，パクリタキセル＋シスプラチン，パクリタキセル＋シスプラチン＋ベバシズマブ，パクリタキセル＋ノギテカン（ハイカムチン®），パクリタキセル＋ノギテカン＋ベバシズマブなどです．下に子宮がんで用いられる治療薬の一覧を示します．

● 子宮がんの主な治療薬

分類	一般名	剤形	商品名
細胞障害性抗がん剤			
トポイソメラーゼ阻害薬	ノギテカン	注射	ハイカムチン®注射用1.1 mg
プラチナ製剤	シスプラチン	注射	ランダ®注10 mg／20 mL，25 mg／50 mL，50 mg／100 mL
	カルボプラチン	注射	パラプラチン®注射液50 mg，150 mg，450 mg
抗腫瘍性抗生物質	ドキソルビシン	注射	アドリアシン®注用10，50
微小管阻害薬	パクリタキセル	注射	タキソール®注射液30 mg，100 mg パクリタキセル注射液150 mg
分子標的薬			
マルチキナーゼ阻害薬	レンバチニブ	カプセル	レンビマ®カプセル4 mg，10 mg
血管新生阻害薬	ベバシズマブ	注射	アバスチン®点滴静注用100 mg／4 mL，400 mg／16 mL
免疫チェックポイント阻害薬			
抗PD-1抗体	ペムブロリズマブ	注射	キイトルーダ®点滴静注100 mg
ホルモン療法			
黄体ホルモン製剤	メドロキシプロゲステロン	錠剤	ヒスロン®H錠200 mg

子宮がんのケアのポイント

【 術後の症状に注意！ 】

子宮がんでは，手術がステージの決定などにも重要であり，手術を受けることが多いです．術後には，閉経前の両側卵巣切除術後の更年期障害のような症状，腟切除による性交障害，骨盤リンパ節郭清後の下肢のリンパ浮腫，排泄関連の神経切除による排尿障害・尿失禁・便秘などがみられることがあります．これらのような術後の症状については，遠慮せずに担当医や看護師に相談するように伝えましょう．

【 薬物療法の副作用対策をしよう！ 】

子宮がんの薬物療法はまだ種類が少ないですが，従来の細胞障害性抗がん剤の併用による治療では，標準的な支持療法を確実に実施します．黄体ホルモン製剤で注意すべき副作用は，全身の血栓症です．例えば，心筋梗塞，脳血管障害，動脈または静脈の血栓塞栓症（静脈血栓塞栓症または肺塞栓症），血栓性静脈炎，網膜静脈閉塞症などが引き起こされます．そのためにも患者には自覚症状をメモしておき，正確に担当医や看護師に伝えてもらいましょう．ベバシズマブを併用する場合は，高血圧やタンパク尿，消化管出血などが生じやすいので，体調の変化にも注意が必要です．

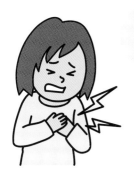

黄体ホルモン製剤を使用するときには血栓症に注意が必要です！

【 妊娠や出産についての希望を確認！ 】

子宮頸がん患者で，特に前がん病変からステージ I B1 までの場合は，将来子どもを産むことについて希望の有無の確認をします．希望があれば，治療開始前に担当医に妊孕性温存手術（妊娠の可能性を残す治療）が可能か相談しましょう．

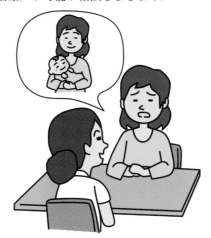

【 運動でリンパ浮腫を予防・軽減しよう！ 】

手術時にリンパ節郭清術を行った場合，下肢のリンパ浮腫が起こる可能性があります．子宮がんの術後のリンパ浮腫の予防・軽減には，弾性着衣で下肢を圧迫した状態での運動が効果的です．リハビリテーションの専門スタッフとともに運動してください．

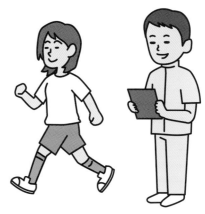

10 卵巣がん

2019 年の卵巣がんの罹患数は 13,388 例で順位は 18 位，2022 年の死亡数は 5,182 人で順位は 16 位です．40 歳代から増加し，高齢者まで発症の可能性があります．年次推移では罹患数・死亡数とも右肩上がりに増加しています．

1 卵巣がんとは

❗ POINT

卵巣がんの 90%は上皮性悪性腫瘍で，腹膜播種を起こしやすい．

【 どのような種類がある？ 】

卵巣は子宮の両脇に 1 つずつあり，大きさは母指頭大で，楕円形の臓器です（**図 1**）．表面をおおう上皮，卵子となる胚細胞，エストロゲンやプロゲステロンなどの性ホルモンを産生する性索細胞，間を埋める間質細胞などから成り立っています．

卵巣がんは卵巣にできる悪性腫瘍で，約 90%が上皮性腫瘍です．上皮性卵巣がんの組織型としては，漿液性がん，明細胞がん，類内膜がん，粘液性がんなどがあります．組織型によって悪性度（浸潤・転移能）に差があります．悪性度は異型度（グレード）でわかり，漿液性がんには高異型度と低異型度の 2 つがあり，類内膜がんはグレード 1〜3 に分けられ（グレード 3 が高悪性度），明細胞がんはすべて高悪性度です．

卵巣がんでは組織型によって，病気の進み方や症状が異なります．同じ組織型でも細胞の異型度が高いほど増殖速度が速いという傾向があります．

図 1 ｜ 卵巣がん

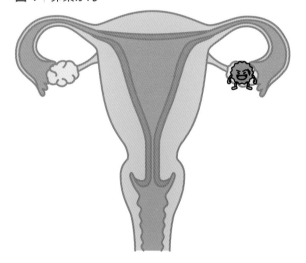

どのような人がなりやすい？

卵巣がんの危険因子はエストロゲン高値の期間が長くなる要素，そして遺伝子異常です．具体的には，加齢，長期間のホルモン療法，早期の初潮，閉経の遅延，妊娠未経験，不妊治療の経験，人種差（白人がなりやすい），喫煙，多嚢胞卵巣症候群，家族歴や遺伝子変異などがあります．

遺伝性のものでは，遺伝性乳がん卵巣がん症候群（hereditary breast and ovarian cancer syndrome：HBOC）があります．その原因遺伝子である *BRCA1/2* の検査およびリスク低減手術が 2020 年 4 月より保険適用になりました（ただしがんの診断前の検査は自費です）．*BRCA* については，*BRCA1* または *BRCA2* のタンパク質を作り出す遺伝子のいずれか一方に変異が起こると，異常な *BRCA* タンパク質が作られ，DNA をうまく修復できなくなり，発がんにつながります（**図2**）．*BRCA* 遺伝子に変異が起こると乳がんや卵巣がんが起こりやすいのは，乳腺や卵巣に対するエストロゲンの細胞増殖促進作用が強くなるからとされています．*BRCA1/2* の遺伝子検査によって HBOC と診断された場合，今後の対策を立てられるというメリットがある反面，家族でその情報を共有することが精神的負担となるというデメリットもあります．卵巣がんでは，乳がんや子宮頸がんのように有効な検診法が確立されていないこともあるため，担当医や認定遺伝カウンセラーなどと相談が必要です．

転移はするの？

卵巣がんは骨盤内リンパ節や傍大動脈リンパ節に転移することが多く，手術の際にはこれらのリンパ節を切除（郭清）します．また，腹膜転移（播種）のため腹水が大量に貯留し，腹部膨満感で病院を受診する場合もあります．なお，組織型によって転移様式が異なります．

どのような症状が出る？

卵巣がんの症状で最も多いのは腹水が貯留することによる腹部膨満感です（**図3**）．しかし，腹水が貯留するということは腹膜に播種（転移）していることなので，進行した状態です．初期には症状がないのが一般的です．女性でおなかが少し張る，食欲がやや落ちた，頻尿傾向になった，下腹部にしこりがある，などのおなかの症状があったら，卵巣がんの可能性を考えて婦人科を受診すべきでしょう．

図2 *BRCA* 遺伝子変異と発がん

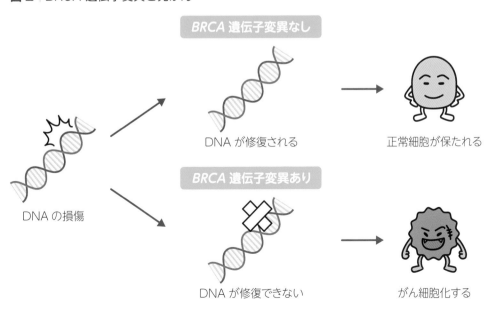

BRCA 遺伝子変異なし

DNA の損傷

DNA が修復される　　正常細胞が保たれる

BRCA 遺伝子変異あり

DNA が修復できない　　がん細胞化する

図3｜卵巣がんの症状

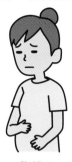

腹部の
膨満感・しこり

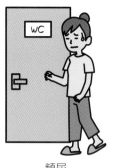

頻尿

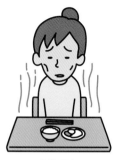

食欲不振

初期にはほとんど症状がありません.

2 検査・診断法

❗POINT

細胞診・組織診で確定診断をして，画像診断でステージを決める.

【 どのような検査をする？ 】

卵巣がんが疑われる場合，腹部の触診・内診・直腸診などの診察を行います. 腹部超音波，CT，MRI・PET-CTなどの画像診断で病変の広がりを把握します. また，手術で切除した組織を病理学的に観察し，がんの確定診断，組織型の決定を行います.

血液検査では，CA125などの腫瘍マーカーをチェックします.

【 ステージはどのように決める？ 】

これらの検査をもとにステージ分類を決定します. 卵巣がんのステージ分類を**表1**に示します[1].

表 1 | 卵巣がんのステージ分類

Ⅰ期：卵巣あるいは卵管内限局発育	
ⅠA 期	腫瘍が一側の卵巣（被膜破綻がない）あるいは卵管に限局し，被膜表面への浸潤が認められないもの．腹水または洗浄液の細胞診にて悪性細胞の認められないもの
ⅠB 期	腫瘍が両側の卵巣（被膜破綻がない）あるいは卵管に限局し，被膜表面への浸潤が認められないもの．腹水または洗浄液の細胞診にて悪性細胞の認められないもの
ⅠC 期	腫瘍が一側または両側の卵巣あるいは卵管に限局するが，以下のいずれかが認められるもの
ⅠC1 期	手術操作による被膜破綻
ⅠC2 期	自然被膜破綻あるいは被膜表面への浸潤
ⅠC3 期	腹水または腹腔洗浄細胞診に悪性細胞が認められるもの
Ⅱ期：腫瘍が一側または両側の卵巣あるいは卵管に存在し，さらに骨盤内（小骨盤腔）への進展を認めるもの，あるいは原発性腹膜癌	
ⅡA 期	進展ならびに／あるいは転移が子宮ならびに／あるいは卵管ならびに／あるいは卵巣に及ぶもの
ⅡB 期	他の骨盤部腹腔内臓器に進展するもの
Ⅲ期：腫瘍が一側または両側の卵巣あるいは卵管に存在し，あるいは原発性腹膜癌で，細胞学的あるいは組織学的に確認された骨盤外の腹膜播種ならびに／あるいは後腹膜リンパ節転移を認めるもの	
ⅢA1 期	後腹膜リンパ節転移陽性のみを認めるもの（細胞学的あるいは組織学的に確認） ⅢA1（ⅰ）期：転移巣最大径 10 mm 以下 ⅢA1（ⅱ）期：転移巣最大径 10 mm を超える
ⅢA2 期	後腹膜リンパ節転移の有無にかかわらず，骨盤外に顕微鏡的播種を認めるもの
ⅢB 期	後腹膜リンパ節転移の有無にかかわらず，最大径 2 cm 以下の腹腔内播種を認めるもの
ⅢC 期	後腹膜リンパ節転移の有無にかかわらず，最大径 2 cm をこえる腹腔内播種を認めるもの（実質転移を伴わない肝および脾の被膜への進展を含む）
Ⅳ期：腹膜播種を除く遠隔転移	
ⅣA 期	胸水中に悪性細胞を認める
ⅣB 期	実質転移ならびに腹腔外臓器（鼠径リンパ節ならびに腹腔外リンパ節を含む）に転移を認めるもの

（日本産科婦人科学会，日本病理学会編：卵巣腫瘍・卵管癌・腹膜癌取扱い規約 病理編 第 2 版．p.12-13，金原出版，2022 より転載）

3 治療法

> **! POINT**
>
> 腫瘍減量手術・病期決定手術を行い，ステージによっては薬物療法を行う.

治療法はどうやって決める？

ステージと組織型・異型度に加えて，遺伝子異常（*BRCA1/2* の変異）の有無をチェックし，治療法を決定します（**図4**）[2].

初回治療としては，腫瘍減量手術あるいは病期決定手術を行います．その結果，ステージ IA であれば，薬物療法をせずに経過観察になりますが，その他は薬物療法が必須になります.

手術はどのように行う？

初回腫瘍減量手術・ステージ決定手術では，両側の卵巣と卵管・子宮・大網を切除します（**図5**）．ステージ決定のために，腹腔細胞診・腹腔内各所の生検・骨盤・傍大動脈リンパ節郭清（生検）などを行うことがあります．手術でがんを切除できない場

図4 卵巣がんの治療

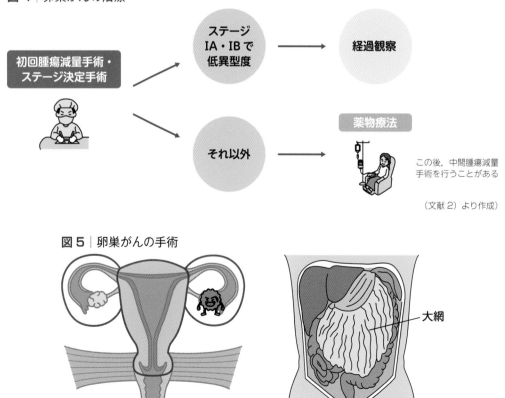

初回腫瘍減量手術・ステージ決定手術 → ステージ IA・IB で低異型度 → 経過観察

→ それ以外 → 薬物療法

この後，中間腫瘍減量手術を行うことがある

（文献2）より作成）

図5 卵巣がんの手術

大網

合は，生検によって組織型を診断し，できる範囲でステージを確認するために，試験開腹術を行います．

初回手術が試験開腹術だった場合や，術後に体内に直径1cm以上のがんが残存した場合には，薬物療法を行いながら，計画的にがんの減量手術（中間腫瘍減量手術）を行うことがあります．

将来の妊娠が可能となるように，がんのない側の卵巣と卵管を残す妊孕性温存手術を行うことがあります．ただし，明細胞がん以外である，手術進行期がＩＡ期で異型度が低い（グレード1），妊娠可能年齢であり，妊娠への強い希望がある，患者と家族が十分に理解している，治療後も長期間の厳重な経過観察を続けられる，婦人科腫瘍に精通した婦人科医による経過観察が可能である，などの条件を満たしている場合にかぎられます．将来の出産を希望している場合は，妊孕性温存手術が可能か，必ず治療開始前に担当医に相談しましょう．

薬物療法はどのように行う？

卵巣がんで最も多い漿液性がんは薬物療法への反応がよいと考えられています．手術前後に薬物療法を実施する場合と，手術ができない進行例や再発例に施行する場合がありますが，卵巣がんの場合は術後薬物療法が最もよく実施されます．ただし，他のがんのように手術で病変を取り切って再発を予防し，根治をめざす薬物治療ではなく，できるだけ腫瘍量を減らす外科手術のあとの薬物療法である点が異な

ります．次ページに卵巣がんで用いられる治療薬の一覧を示します．

初回の薬物療法ではパクリタキセル（タキソール®）とカルボプラチン（パラプラチン®）の2剤を併用して，3週間ごとに3〜6サイクル繰り返すTC療法が一般的です．カルボプラチンを3週間に1回，パクリタキセルを毎週投与するdose dense TC（ddTC）や，分子標的薬であるベバシズマブ（アバスチン®）をTC療法に併用する方法も実施されています．分子標的薬ではベバシズマブの以外にはPARP阻害薬であるオラパリブ（リムパーザ®）やニラパリブ（ゼジューラ®）が保険適用です．初回治療の維持療法としては，*BRCA* 遺伝子変異陽性例にはオラパリブは使えませんが，ニラパリブは *BRCA* 遺伝子変異の有無にかかわらず使えます．

再発がんの場合には，プラチナ製剤の治療後6ヵ月未満の再発の場合は，初回治療とは別の薬剤を用いたレジメンを選択します．PARP阻害薬ではニラパリブが使えますし，オラパリブも *BRCA* 遺伝子変異陽性であれば使えます．

ひとくちメモ

PARP阻害薬

PARPはpoly（ADP-ribose）polymeraseの略語で，DNA修復酵素です．PARP阻害薬は，これを阻害することにより，がん細胞の増殖阻止・細胞死をきたす薬剤です．

● 卵巣がんの主な治療薬

分類	一般名	剤形	商品名
細胞障害性抗がん剤			
トポイソメラーゼ阻害薬	エトポシド	カプセル	ベプシド®カプセル25 mg，50 mg ラステット®Sカプセル25 mg，50 mg
	ノギテカン	注射	ハイカムチン®注射用1.1 mg
プラチナ製剤	カルボプラチン	注射	パラプラチン®注射液50 mg，150 mg，450 mg
	シスプラチン	注射	ランダ®注10 mg／20 mL，25 mg／50 mL，50 mg／100 mL
	ネダプラチン	注射	アクプラ®静注用10 mg，50 mg，100 mg
抗腫瘍性抗生物質	リポゾーム化ドキソルビシン	注射	ドキシル®注20mg
微小管阻害薬	ドセタキセル	注射	タキソテール®点滴静注用20 mg，80 mg ワンタキソテール®点滴静注20 mg／1 mL，80 mg／4 mL ドセタキセル点滴静注液120 mg／12 mL
	パクリタキセル	注射	タキソール®注射液30 mg，100 mg パクリタキセル注射液150 mg
分子標的薬			
血管新生阻害薬	ベバシズマブ	注射	アバスチン®点滴静注用100 mg／4 mL，400 mg／16 mL
PARP阻害薬	オラパリブ	錠剤	リムパーザ®錠100 mg，150 mg
	ニラパリブ	錠剤	ゼジューラ®錠100 mg
		カプセル	ゼジューラ®カプセル100 mg

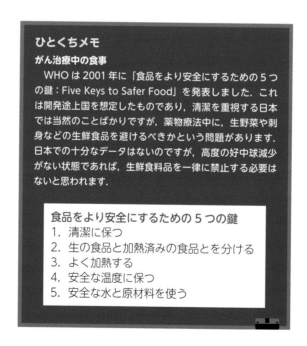

ひとくちメモ

がん治療中の食事

　WHO は 2001 年に「食品をより安全にするための 5 つの鍵：Five Keys to Safer Food」を発表しました．これは開発途上国を想定したものであり，清潔を重視する日本では当然のことばかりですが，薬物療法中に，生野菜や刺身などの生鮮食品を避けるべきかという問題があります．日本での十分なデータはないのですが，高度の好中球減少がない状態であれば，生鮮食料品を一律に禁止する必要はないと思われます．

食品をより安全にするための 5 つの鍵
1. 清潔に保つ
2. 生の食品と加熱済みの食品とを分ける
3. よく加熱する
4. 安全な温度に保つ
5. 安全な水と原材料を使う

卵巣がんのケアのポイント

【 術後合併症に注意！ 】

腹腔内の手術の後には，腸閉塞や下肢リンパ浮腫などの合併症が生じる可能性があります．腸閉塞では悪心・嘔吐，腹痛，下肢リンパ浮腫では下肢や鼠径部のむくみや熱感などに注意しましょう．また卵巣切除により，急に血中エストロゲン値が低下し，更年期障害のような症状が出る場合があります．

腸閉塞	リンパ浮腫

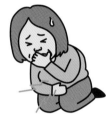 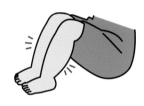

悪心・嘔吐，腹痛	下肢や鼠径部のむくみや熱感

【 更年期障害様症状が出ることもある！ 】

閉経前に両側の卵巣を摘出すると，更年期障害のような症状に悩むことがあります．身体的には，ほてり・動悸・発汗・食欲不振・全身倦怠感・頭痛・肩こりなど，精神的にはイライラ・不眠などです．このような場合には漢方が有効な場合が多いので，担当医に相談するよう伝えましょう．

更年期障害様症状

身体的な症状
・ほてり
・動悸
・発汗
・食欲不振
・全身倦怠感
・頭痛
・肩こり　など

精神的な症状
・イライラ
・不眠　など

【 薬物療法の副作用対策をしよう！ 】

卵巣がんの保険適用がある薬剤は比較的多いですが，分子標的薬は少なく，多くは細胞障害性抗がん剤です．従来からの標準的な支持療法を確実に実施してもらいましょう．ベバシズマブを併用する場合は，血圧やタンパク尿，消化管出血などが生じやすいので，これらに注意しましょう．

【 リンパ浮腫は早期発見して対応しよう！ 】

子宮がんと同様に手術時にリンパ節郭清術を行った場合，下肢のリンパ浮腫が起こる可能性があります．ただし，術後にリンパ浮腫をきたすまでの期間には個人差が大きく，数ヵ月〜数年（時には10年）かかる場合があります．重たいものを持ったり，無理をすると発症しやすいです．もし発症したら，担当医に報告することはもちろんですが，リンパ浮腫外来がある病院では受診するように勧めましょう．

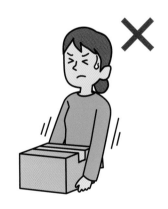

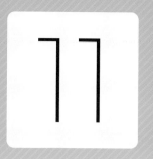

11 腎がん

2019年の腎尿路がん（膀胱を除く）の罹患数は30,458例で順位は9位，2022年の死亡数は9,795人で順位は11位です．男性に多く，50歳前後から罹患数が増加し，以後高齢にいたるまで増加します．年次推移では，男女とも右肩上がりで増加しています．

1 腎がんとは

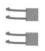 **POINT**

腎がんのほとんどは腎細胞がんで，肺に転移しやすい．

どのような種類がある？

　腎臓は血液を濾過して尿を作り，腎盂から尿管を介して膀胱へと尿を送ります（**図1**）．また，血圧調節・造血・ビタミンD活性化などにも関与しています．腎臓の実質細胞ががん化したものが腎がんで，そのほとんどは腎細胞がんです．そこで，ここでは腎細胞がんについて解説します．

　腎細胞がんの組織型としては，最も多いのが淡明細胞型で，70～80％を占めます．その他は乳頭状腎細胞がん，嫌色素性腎細胞がん，集合管がんなどがあります（**図2**）．

どのような人がなりやすい？

　男女比は約2：1で男性に多く，年齢では50歳代から60歳代が好発年齢です．腎がんは増加傾向が続いていますが，その原因として，加齢・健診での腹部超音波検査の普及・食生活の西欧化による肥満などが挙げられます．従来から，肥満・高血圧・喫

図1 | 腎がん

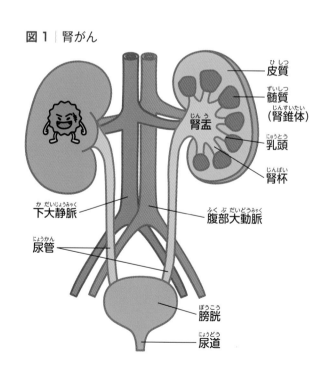

- 皮質（ひしつ）
- 髄質（ずいしつ）（腎錐体（じんすいたい））
- 腎盂（じんう）
- 乳頭（にゅうとう）
- 腎杯（じんぱい）
- 下大静脈（かだいじょうみゃく）
- 腹部大動脈（ふくぶだいどうみゃく）
- 尿管（にょうかん）
- 膀胱（ぼうこう）
- 尿道（にょうどう）

図2 腎細胞がんの種類

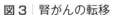

```
淡明細胞型

非淡明細胞型 ── 乳頭状腎細胞がん
           ── 嫌色素性腎細胞がん
           ── 集合管がん
```

> **ひとくちメモ**
> **VHL 病**
> 　腎がんを含む複数の腫瘍を発症する遺伝性の疾患にフォン・ヒッペル・リンドウ病（von Hippel-Lindau：VHL 病）があります．この疾患では，腎がんの他に小脳血管芽腫や網膜血管腫・副腎褐色細胞腫などが発生します．原因遺伝子はがん抑制遺伝子である *VHL* 遺伝子と判明しており，*VHL* 遺伝子の変異によって VHL タンパクが機能しなくなると，腫瘍発生につながります．

図3 腎がんの転移

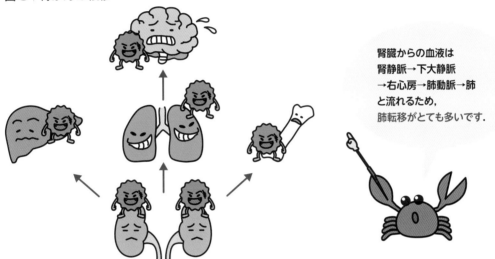

腎臓からの血液は
腎静脈→下大静脈
→右心房→肺動脈→肺
と流れるため，
肺転移がとても多いです．

煙が腎がんの危険因子とされてきました．肥満では脂肪細胞からのアディポカインというサイトカインが腎がん発症を促進する可能性が考えられています．

　また，血液透析を 10 年以上受けている患者は腎がんを発症しやすいとされています．一般人の 100 倍の発がんリスクとも言われています．腎機能が低下し，尿毒素が体内に蓄積し，生体防御能が低下することも一因です．

　日本人の腎がんの約 5% が遺伝的素因によるものとされています．1 つの遺伝子変化（病的バリアント）が原因と考えられ，特に若年で発症する例に多いとされています．淡明細胞型腎細胞がんでは *TP53* が，非淡明細胞型では *BAP1* 遺伝子や *FH* 遺伝子が関与していると報告されています．

転移はするの？

　腎臓は血流が豊富です．そのため，腎がんは血管を介して血行性に肺，骨，脳，肝臓などに転移しやすいです（**図3**）．なかでも肺転移が最も多いです．腎臓から出る静脈（腎静脈）は下大静脈に入り，右心房から肺動脈を経て肺に到達するためです．手術からかなり年月が経ってから肺転移が見つかることも少なくありません．

　自覚症状がない場合がほとんどですので，定期的な検査が重要です．

どのような症状が出る？

初期には症状はないですが，進行すると血尿や背部痛や腰痛，腹部のしこりなどがみられます（**図4**）．肺転移して，大きくなったり，数が増えると，咳，血痰，呼吸困難などの呼吸器症状が出ます．脳転移では，痙攣や頭痛，手足の麻痺などが現れます．骨転移では，骨痛や病的骨折が起こります．

また，腎がんは炎症を起こすようなサイトカインを産生しやすく，全身に転移が及ぶと，発熱などの炎症反応や，消耗性の貧血を生じることがあります．

図4｜腎がんの症状

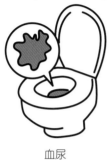
血尿

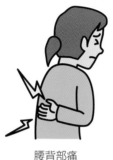
腰背部痛

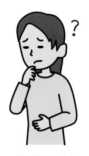
腹部のしこり

初期にはほとんど症状がありません．

2 検査・診断法

！POINT

超音波検査などで発見し，複数の画像診断で診断する．

どのような検査をする？

腎がんが疑われるのは，健診などで偶然腎臓に腫瘍が見つかる場合です．健診に腹部超音波が導入されることが多くなり，全く無症状の段階でも腎臓に腫瘍が見つかることも増えました．腫瘍が見つかった場合はその腫瘍に血管が豊富か，周囲に浸潤していないか，肺や脳，骨に転移はないかを，造影CTやMRI，骨シンチグラフィ，PET-CTなどの画像診断で診断します．手術ができれば，切除した組織を病理学的に観察し，がんの確定診断，組織型の決定を行います．腎腫瘍生検は，安全性・偽陰性・播種などの問題があり，きわめて限定された場合にの

み行われます．血液検査では白血球数，CRPなどの炎症マーカー，腎機能，アルカリフォスファターゼ，Caなどを測定します．なお，腎がんに特異的な腫瘍マーカーはありません．

ステージはどのように決める？

腎がんの進行度（ステージ）はTNMの評価によって決まります[1]．ステージⅠは，がんの最大径が7cm以下で腎臓内にとどまっているものです．ステージⅡは，がんの最大径が7cmを超えているものの腎臓内にとどまっているものです．ステージⅢは，がんが静脈または腎周囲の組織に広がっているものの副腎への進展はなく，ゲロタ筋膜を越えな

いものや領域リンパ節への転移がみられるものです．ステージⅣは，遠隔転移がある状態か，遠隔転移がなくともがんがゲロタ筋膜を越えて広がっている（副腎への進展も含む）状態です．

3 治療法

⚠ POINT

ステージおよびリスク分類（予後予測因子）によって方針を決定する．

治療法はどうやって決める？

おおよそ**図5**のようにステージごとに治療方針を決定します[2]．なお，肺転移が生じた場合は，薬物療法が中心になります．

ステージⅣでは，MSKCC分類やIMDC分類などとよばれるリスク分類によって治療方針を決めます（**表1**）．リスク分類とは，転移を伴う腎がん患者の予後予測因子を分類したものです．MSKCCは

Memorial Sloan Kettering Cancer Center（メモリアルスローンケタリングがんセンター）の略です．IMDCはInternational Metastatic Renal Cell Carcinoma Database Consortium（国際転移性腎細胞がんデータベースコンソーシアム）の略であり，IMDC分類は特に分子標的薬による治療の予後を予測するために用いられています．

図5 | 腎がんの治療

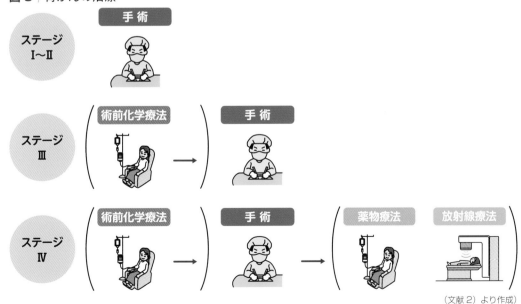

（文献2）より作成）

表 1　MSKCC 分類と IMDC 分類

MSKCC 分類

①初診～治療開始まで 1 年未満
② KPS が 80% 未満
③貧血
④補正 Ca 値の上昇
⑤ LDH 値が正常上限の 1.5 倍を超える

0 項目：低リスク
1～2 項目：中リスク
3 項目以上：高リスク

IMDC 分類

①初診～治療開始まで 1 年未満
② KPS が 80% 未満
③貧血
④補正 Ca 値の上昇
⑤好中球数の増加
⑥血小板数の増加

0 項目：低リスク
1～2 項目：中リスク
3 項目以上：高リスク

KPS：カルノフスキー パフォーマンス ステータス，全身状態の指標であり，値が低いほど
全身状態が悪くなる.

手術はどのように行う？

転移していない腎がんの根治的治療法は手術以外
にありません．直径が 4 cm 未満であれば，腫瘍を
含む腎臓の部分切除，それ以上の大きさであれば全
摘となります（**図 6**）．部分切除はロボット手術な
どの腹腔鏡下手術または開放手術になります．全摘
術も 10 cm 未満であれば腹腔鏡下手術，10 cm 以上
なら開放手術になります．特に腫瘍が周囲の臓器や
血管に浸潤している場合は開放手術が必要です．し
かし，早期診断例の増加に伴い，腹腔鏡下手術が増
えています．

図 6 ｜ 腎がんの手術

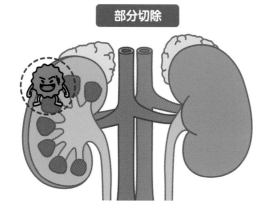

部分切除

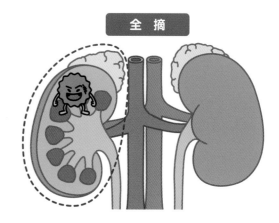

全 摘

薬物療法はどのように行う？

腎がんでは細胞障害性抗がん剤はほとんど用いられません．これまでは，まずインターフェロンαや低用量インターロイキン-2などのサイトカイン療法が開発され，次に分子標的薬が次々と登場しました．分子標的薬には，腎細胞がんにのみ適応を持つmTOR阻害薬としてテムシロリムス（トーリセル®）があります．また，近年では免疫チェックポイント阻害薬も使えるようになり，一次治療・二次治療・三次治療によって分子標的薬と免疫チェックポイント阻害薬を組み合わせたさまざまなレジメンの有効性が報告されています．下に腎がんで用いられる治療薬の一覧を示します．

● 腎がんの主な治療薬

分類	一般名	剤形	商品名
分子標的薬			
マルチキナーゼ阻害薬	スニチニブ	カプセル	スーテント®カプセル12.5 mg
	ソラフェニブ	錠剤	ネクサバール®錠200 mg
	パゾパニブ	錠剤	ヴォトリエント®錠200 mg
	アキシチニブ	錠剤	インライタ®錠1 mg，5 mg
	レンバチニブ	カプセル	レンビマ®カプセル4 mg，10 mg
	カボザンチニブ	錠剤	カボメティクス®錠20 mg，60 mg
mTOR阻害薬	テムシロリムス	注射	トーリセル®点滴静注液25 mg
	エベロリムス	錠剤	アフィニトール®錠2.5 mg，5 mg
免疫チェックポイント阻害薬			
抗PD-1抗体	ニボルマブ	注射	オプジーボ®点滴静注20 mg，100 mg，120 mg，240 mg
	ペムブロリズマブ	注射	キイトルーダ®点滴静注100 mg
抗PD-L1抗体	アベルマブ	注射	バベンチオ®点滴静注200 mg
抗CTLA-4抗体	イピリムマブ	注射	ヤーボイ®点滴静注液20 mg，50 mg
その他			
サイトカイン	インターフェロンα	注射	スミフェロン®注DS300万IU，600万IU
	テセロイキン（インターロイキン-2）	注射	イムネース®注35

> **ひとくちメモ**
> **腎がんの診断のきっかけ**
> 　前述のとおり，健診では腹部超音波検査が行われるので，そのときに腫瘤として発見されることが多いです．また，腹部臓器の病気でCT検査をした際に偶然腎がんが見つかることもあります．一方，腎がんの転移しやすい臓器である肺・骨・脳・肝臓への転移巣が先に見つかり，精査をしていくなかで腎がんが診断されることもあります．
> 　腎がんが進行すると，腰背部痛・血尿・腹部腫瘤・腹痛・下腿浮腫につながります．転移巣による症状は，各転移臓器の症状として現れます．腫瘍量が増加すると，食欲不振・全身倦怠感・発熱・体重減少などを呈し，がん悪液質となります．これらのどの段階で病院を受診するかで，対応が大きく異なります．

腎がんのケアのポイント

［腎機能を守ろう！］

片方の腎臓を摘出しても，腎機能は保たれます．しかし，動脈硬化などがあると次第に腎機能が低下していきます．そこで，塩分制限などの食事療法や，動脈硬化の危険因子である高血圧・糖尿病の管理が重要です．食事療法における工夫を管理栄養士と相談してください．

また，肺転移などに対して薬物療法を行う場合，食欲不振などから水分摂取が不足し，脱水状態となり，そのことで腎機能が低下する場合があるので注意が必要です．

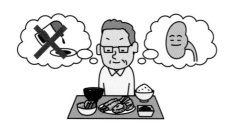

［定期的な通院が重要！］

腎がんは手術で完全に切除した場合でも約30%に転移再発がみられ，しかも10年以上経過してから転移が見つかることもあります．最初に診療を行った泌尿器科医の外来に通院することが一般的ですが，日常生活に影響が少なく，無理なく通院できるよう，患者の自宅近くの施設に紹介してもよいでしょう．

毎年の健康診断も重要です．腎がんの手術後は，腎臓だけを診るのではなく，全身に目配りをする必要があるので，健康診断や内科的な診察が適しています．そして，少しでも体の不調があれば，気軽に医師に相談するように伝えましょう．

［薬物療法の副作用対策も万全に！］

腎がんに用いられる分子標的薬には副作用もあります．マルチキナーゼ阻害薬やmTOR阻害薬は口内炎や下痢などの粘膜炎症状，手足症候群をきたすことが多く，対症療法をしても症状を緩和することが難しいので，適切な減量・休薬が必要となります．患者には副作用があれば知らせてもらい，決して我慢したり無理をしないように伝えましょう．また，間質性肺炎は早期診断が重要ですので，発熱や呼吸器症状の有無に注意が必要です．腎がんには免疫チェックポイント阻害薬も次々と導入されているので，免疫関連有害事象（irAE）の早期診断が重要です．

がん治療と災害

地震や大雨など災害の多い日本では，災害時にがん治療（特に薬物療法）をどのように継続するかが大きな問題になります．自分の身を守るには，自分のことを正しく伝えることが大切であり，そのためには普段からの準備が大切です．実際に被災したときには，患者にはあわてず，無理をせず，常に相談してもらうように伝えましょう．

普段から準備しておくこと

普段の生活で注意してもらうこととしては，常に情報・通信手段を確保しておくこと，特に携帯電話は重要です．次に，薬剤や治療内容について記載したお薬手帳の準備です．できたら薬剤の画像を携帯電話に保存しておくとよいでしょう．在宅で電動の輸液ポンプを使用している場合には，予備電源を準備しておき，薬剤の種類やポンプの設定をメモした画像を携帯電話に保存しておくと便利です．

さらに，緊急時の医療関係者（医師・看護師）の連絡先・連絡方法を確認しておきましょう．これまでの治療歴をまとめておくことも重要です．

災害が発生したときは

実際に災害が発生したときには，携帯電話やSNSの活用が重要です．また，早めに連絡網を使って医療関係者に自分の安否を知らせてもらいます．外来化学療法を受けている場合には，担当の医師・看護師に連絡してもらい，今後の対応について相談しましょう．

避難時には数日分の薬を持参してもらいます．それ以上の避難生活が続く場合は，お薬手帳や薬袋があれば保険薬局で薬を受け取れます．医療用麻薬を使用している場合でも，病院や薬局で医療用麻薬を受け取ることができますが，どうしても入手が困難な場合には，痛みが増悪しない範囲で1回服用量を減らす（例えば1回3錠なら2錠に）ことを考えましょう（ただし，服薬間隔は変更しません）．

がん治療中は感染への抵抗力が低下しているので，マスク着用・うがいの励行・体温測定・口腔ケアなどをきちんと敢行してもらいましょう．睡眠・栄養・こころの安定（精神的ストレスの軽減）なども重要です．また，脱水や血栓症の予防のため，水分摂取・ストレッチなどの軽い運動を行います．避難所では，保健師に病名や治療内容を知らせて衛生状態に配慮してもらいましょう．

12 前立腺がん

2019 年の前立腺がんの罹患数は 94,748 例で男性の 1 位です（男女の総数でも 5 位）．2022 年の死亡数は 13,439 人で男性の 6 位，男女の総数では第 8 位です．

現在も増加傾向にあるがん種ではありますが，生存期間が長く，高齢化とともに今後さらに前立腺がんを持ちながら生きる人が増えていくことが予想されています．

1 前立腺がんとは

! POINT

多くは前立腺の外腺の細胞が男性ホルモンによって異常増殖することで発生する．

[**どのような病態？**]

前立腺は男性の内生殖器で，膀胱の下，尿道の周りを取り囲むように位置します（**図1**）．内腺と外腺から成っており，前立腺肥大症は内腺が腫大した

ものです．一方，前立腺がんの多くは外腺に発生します．前立腺が発育したり，機能するためには男性ホルモン（アンドロゲン）が必要です．そのため，前立腺の細胞が異常増殖することで発生する前立腺がんも，アンドロゲンの影響を強く受けています（**図2**）．

図1 前立腺の位置と構造

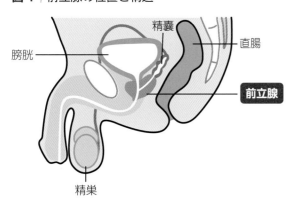

膀胱／精嚢／直腸／前立腺／精巣

図2 前立腺がんの発生

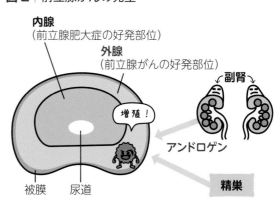

内腺（前立腺肥大症の好発部位）／外腺（前立腺がんの好発部位）／副腎／増殖！／アンドロゲン／被膜／尿道／精巣

どのような人がなりやすい？

高脂肪食を多く摂取する，喫煙者（特にヘビースモーカー），60歳以上，肥満体，運動不足などの要素がある人が前立腺がんになりやすいとされています．

どのような症状が出る？

がんを含む前立腺が大きくなると，尿道が全周性に狭窄し，（夜間）頻尿や排尿困難など前立腺肥大症と同じような症状が現れます（図3）．

さらに，がんが尿道や膀胱に浸潤すると，血尿や排尿時痛，尿失禁を認めるようになり，さらにがんが大きくなると，完全に尿閉となってしまいます．

転移はするの？

前立腺がんは骨転移しやすいがんです．特に脊椎や肋骨，大腿骨，骨盤などへの転移が多いとされています．また，肺やリンパ節への転移も多いです．

図3 前立腺がんの症状

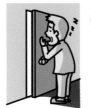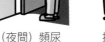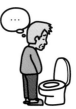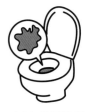

（夜間）頻尿　　　排尿困難　　　血尿，排尿時痛，尿失禁など（進行がん）

2 検査・診断法

！POINT

触診や生検，画像診断などを行うが，血清PSA値から発見されることもある．

診断・検査はどのように行う？

自覚症状があって受診した場合は，直腸診で直腸壁を介して前立腺を触知します．硬く，表面が不整であることがわかれば，がんの可能性がかなり高くなります．その後，超音波検査や生検を行い，がんの診断を行います．そして，CT検査・MRI検査によって，がんの性状や周囲臓器への浸潤の程度などを調べます．また，骨シンチグラフィで全身の骨転移の有無をチェックします．全身の転移状況を知るにはPET-CTも有用です．

また，健康診断などで腫瘍マーカーの血清PSA（prostate-specific antigen，前立腺特異抗原）の高値を指摘され，無症状の前立腺がんが発見されることもあります．一般的に血清PSAは4.0 ng/mL未満は正常，4.0～10.0 ng/mLはグレーゾーン（がんの危険性は25～40％），10.0 ng/mLを超える場合ではがんが強く疑われます（がんの危険性は50％以上）．しかし，前立腺肥大や前立腺炎でもPSAは上昇することがあります．

ステージ分類はどのように決まる？

ステージはTNM分類から決定されますが[1]，ステージA～D（**表1**）という分類もあります．

病理学的な悪性度の分類にはグリーソンスコアが用いられます（**図4**）．経直腸的前立腺生検でがん組織を採取し，病理検査を行います．組織の悪性度を1～5の段階に分け，面積が最も広い部位の悪性度の点数と2番目に広い部位の悪性度の点数の合計である2～10の9段階に分類されます．

表1 | 前立腺がんのステージ分類（A～Dの分類）

分類	
ステージA	前立腺肥大症などの手術で偶然見つかったもの
ステージB	前立腺内にがんがとどまっている状態
ステージC	前立腺の被膜外への進展が認められる状態
ステージD	転移がある状態

図4 | グリーソンスコア

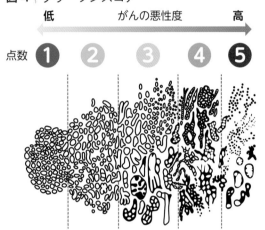

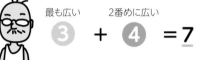

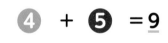

最も面積の広い組織の点数
＋2番めに面積の広い組織の点数
＝大きいほど悪性度が高い！

AさんのがんよりBさんのがんのほうが，悪性度が高い

3 治療法

! POINT

局所療法やホルモン療法を中心に行うが，経過観察とする場合もある.

どのような治療法がある？

　悪性度やステージ分類に応じて治療方針を決めます（**図5**）[2]．がんが前立腺内に限局している場合（限局性がん），手術や放射線療法，ホルモン療法薬による薬物療法を組み合わせます．より早期のがんであれば，放射線療法では密封小線源療法（後述）も選択可能です．局所進行性のがんであっても同様

に手術，放射線療法，ホルモン療法薬による薬物療法を組み合わせます．ただし，遠隔転移がみられた場合には，ホルモン療法薬に加え，抗がん剤による薬物療法を行います．

がんなのに治療をしないこともある？

　悪性度の低い限局性がんでPSA値が10.0 ng/mL以下の場合，余命に影響を及ぼさないと判断された

図5 前立腺がんの治療

がんが前立腺内に限局している場合（限局性がん）

監視療法
低リスクの場合

または

手術

放射線療法
密封小線源療法も含む

薬物療法（ホルモン療法薬）

がんが被膜外に進展しているか，精囊や隣接する組織に浸潤している場合（局所進行性がん）

手術

放射線療法

薬物療法（ホルモン療法薬）

遠隔転移あり

薬物療法（ホルモン療法薬）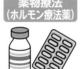

薬物療法（抗がん剤）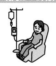

（文献2）より作成）

ときには，がんの診断後，すぐに治療をせずに定期的にPSA値を測定しながら経過観察を行うこともあります（監視療法）．もちろん，経過観察の過程で，もしPSA値の上昇など，何らかのがんの進行の兆候がみられればすぐに治療を行います．

手術はどのように行う？

前立腺と精囊を摘出し，膀胱と尿道をつなぐ前立腺全摘除術が標準です（**図6**）．方法としては，開腹手術も行われますが，腹腔鏡下手術のほか，近年ではロボット手術も保険適用となっています．

また，がんの進行に影響があるアンドロゲンの分泌を抑制するために，アンドロゲンの分泌臓器である精巣を外科的に切除することもあります．これを外科的去勢といいます．

放射線療法はどのように行う？

放射線を身体の外から照射する外照射療法と，身体のなかから照射する組織内照射療法（密封小線源療法）があります．密封小線源療法は，限局性がんで選択されることが多いです．放射線を出す物質（ヨウ素125［^{125}I］）を密封した小さな金属製のカプセル（シード線源）を専用の器具で会陰から前立腺へ直接埋め込むことで，放射線をがんに照射します（**図7**）．

薬物療法はどのように行う？

薬物療法は，アンドロゲンの分泌や働きを抑制する薬剤であるホルモン療法薬が中心的に使われます．しかし，ホルモン抵抗性のがんでは，抗がん剤を投与することもあります．

ホルモン療法は，従来の抗アンドロゲン薬，エス

トロゲン製剤，LH-RHアナログ製剤に加えて，近年ではエンザルタミド（イクスタンジ®），アビラテロン（ザイティガ®）などの新規ホルモン療法薬が登場し，ときに著効します．エンザルタミドは2014年に承認されましたが，「アンドロゲンが受容体に結合する過程」「アンドロゲン受容体が核内へ移行する過程」「アンドロゲンとDNAが結合する過程」など，アンドロゲンのシグナル伝達経路の複数のポイントを阻害することが知られています．

アビラテロンは遠隔転移を有する去勢抵抗性前立腺がんの治療にプレドニゾロンと併用され，2014年に承認されました．その作用機序はアンドロゲン合成過程に関与する酵素を阻害することで，血中テス

トステロン値を低下させます．

ホルモン抵抗性のがんの場合は，抗がん剤であるドセタキセル（タキソテール®など），さらにカバジタキセル（ジェブタナ®）が保険適用となっています．しかし，カバジタキセルは血液毒性が強いので，厳重な注意が必要です．

また，進行した前立腺がんで骨転移と診断されたら，ゾレドロン酸（ゾメタ®）の点滴やデノスマブ（ランマーク®）の皮下注射を始めます．これらによって骨関連事象（病的骨折など）の予防ができます．

次ページに前立腺がんで用いられる治療薬の一覧を示します．

図6│前立腺全摘除術

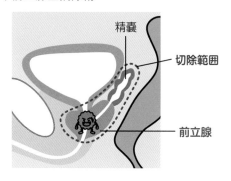

図7│密封小線源療法

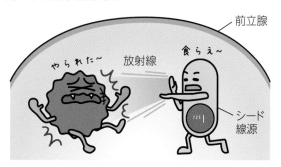

● 前立腺がんの主な治療薬

分類	一般名	剤形	商品名
細胞障害性抗がん剤			
代謝拮抗薬	テガフール・ウラシル配合剤	カプセル	ユーエフティ®配合カプセルT100
		顆粒	ユーエフティ®E配合顆粒T100, 150, 200
プラチナ製剤	シスプラチン	注射	ランダ®注10 mg／20 mL, 25 mg／50 mL, 50 mg／100 mL
アルキル化薬	イホスファミド	注射	注射用イホマイド®1 g
微小管阻害薬	ドセタキセル	注射	タキソテール®点滴静注用20 mg, 80 mg ワンタキソテール®点滴静注20 mg／1 mL, 80 mg／4 mL ドセタキセル点滴静注液120 mg／12 mL
	カバジタキセル	注射	ジェブタナ®点滴静注60 mg
分子標的薬			
PARP阻害薬	オラパリブ	錠剤	リムパーザ®錠100 mg, 150 mg
ホルモン療法薬			
エストロゲン製剤	エストラムスチン	カプセル	エストラサイト®カプセル156.7 mg
LH-RHアンタゴニスト	デガレリクス	注射	ゴナックス®皮下注用80 mg, 120 mg, 240 mg
抗アンドロゲン薬	クロルマジノン	錠剤	プロスタール®錠25
	ビカルタミド	錠剤	カソデックス®錠80 mg, OD錠80 mg
	フルタミド	錠剤	オダイン®錠125 mg
アンドロゲン受容体拮抗薬	エンザルタミド	錠剤	イクスタンジ®錠40 mg, 80 mg
	アパルタミド	錠剤	アーリーダ®錠60 mg
	ダロルタミド	錠剤	ニュベクオ®錠300 mg
CYP17阻害薬	アビラテロン	錠剤	ザイティガ®錠250 mg, 500 mg
LR-RHアゴニスト	リュープロレリン	注射	リュープリン®注射用3.75 mg リュープリン®注射用キット3.75 mg リュープリン®SR注射用キット11.25 mg リュープリン®PRO注射用キット22.5 mg
	ゴセレリン	注射	ゾラデックス®3.6 mgデポ, LA10.8 mgデポ
その他			
副腎皮質ホルモン	デキサメタゾン	錠剤	デカドロン®錠0.5 mg, 4 mg
		液剤	デカドロン®エリキシル0.01%
		注射	デカドロン®注射液1.65 mg, 3.3 mg, 6.6 mg
		注射	オルガドロン®注射液1.9 mg, 3.8 mg, 19 mg
	プレドニゾロン／メチルプレドニゾロン	錠剤	プレドニン®錠5 mg
		錠剤	メドロール®錠2 mg, 4 mg
		注射	水溶性プレドニン®10 mg, 20 mg, 50 mg
		注射	デポ・メドロール®水懸注20 mg, 40 mg

前立腺がんのケアのポイント

前立腺がんは共存できることもある！

　がんのなかでも前立腺がんは一般的に進行が遅いため，治療をしながら天寿を全うできることも多いことを伝えましょう．

排尿障害に対するセルフケア支援をしよう！

　がんそのものや治療によって，排尿障害が起こることがあります．適切なセルフケアができるよう，排尿に関する質問は気軽にしてもらえるようにしましょう．

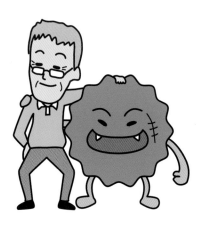

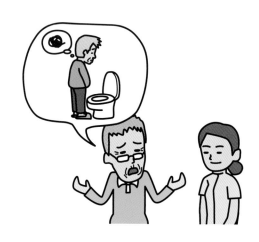

骨転移がある患者の転倒・転落に注意！

　前立腺がんは骨転移が起こりやすいがんです．骨転移があると，日常生活で起こるちょっとした衝撃でも簡単に骨折してしまいます．そのため，骨転移を持つ患者の転倒・転落にはとりわけ注意が必要です．

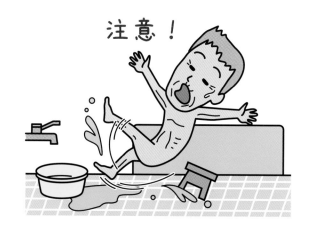

注意！

がんと認知症との併存

認知症のがん患者が増えている？

近年，認知症とがんを併発する患者が多くなりました．認知症患者の多くは高齢者であり，老化自体が発がんのリスクであるためです．高齢の認知症患者の療養中にがんが見つかることもありますし，がん患者が治療中に認知症を発症することもあります．

治療にあたっての注意点は？

認知症の予後は，感染症やがんなど認知症そのものではない疾患によって決まる場合が多いため，がんに対してどのように対応するかは大変重要です．しかし，がんの治療に伴う苦痛があったとき，認知症がなければ，将来の自分のために必要な治療だと理解できますが，認知症患者では理解できない場合もあります．

また最近では，「共有意思決定（shared decision making）」の概念で，医療者と患者がともに考え，患者に治療方針を選ばせることが多くなっています．本人の意志を尊重すべきことは当然ですが，認知症の場合，これは非常に難しく，患者は自分の意志を表明できない場合もあります．

そこで，家族や介護者が患者本人の代わりに医師から病状と今後の方針を聞き，判断する必要がありますが，このときどこまで患者の希望に沿うことができるか，それを検証すること自体が困難です．患者の希望ではなく，家族の希望になってしまう場合もあります．また，「認知症だから」という先入観で周囲の人が判断してしまう場合もあり，その判断が本当に患者のために最善だったのかを問う必要があります．

今後，がんと認知症の併存はますます増えるでしょう．それぞれの専門家と両者を橋渡しする人が必要となります．看護師がそのような存在になれる機会は多いと考えられます．

13 白血病

2019 年の白血病の罹患数は 14,318 例（男性 8,396 例，女性 5,922 例）で男女合わせた順位は 17 位，2022 年の死亡数は 9,759 人（男性 6,007 人，女性 3,752 人）で順位は 12 位です．年齢層では罹患数・死亡数とも高齢者に多く，年次推移では増加傾向にあります．

1 白血病とは

 POINT

急性と慢性，リンパ性と骨髄性に分けられ，急性骨髄性白血病が最も罹患数が多い．

［ どのような種類に分けられる？ ］

白血病はその名のとおり，白血球ががん化した病気です．白血球は造血幹細胞から分化した骨髄系幹細胞とリンパ系幹細胞から作られますが，骨髄系細胞ががん化したものが骨髄性白血病，リンパ系であればリンパ性白血病とよばれます．それぞれには急性と慢性があります．日本では半数が骨髄性です（**表 1**）．

急性骨髄性白血病は，骨髄芽球由来のがん化した細胞が骨髄内で異常に増殖する疾患です．特に，がん化した前骨髄球が増える場合を急性前骨髄球性白血病といいます．病理分類には FAB 分類（1976 年）と WHO 分類（2023 年：第 5 版）が用いられます．

急性リンパ性白血病はリンパ球になる前の細胞が白血病細胞となり，骨髄で増殖する疾患です．脳や脊髄などの中枢神経系に浸潤しやすい性質を持って

表 1 | 白血病の種類

	急　性	慢　性
リンパ性	**急性リンパ性白血病** リンパ球になる前の細胞が白血病細胞となり，骨髄で増殖する	**慢性リンパ性白血病** リンパ球，特に B リンパ球ががん化する
骨髄性	**急性骨髄性白血病** 骨髄芽球由来のがん化した細胞が骨髄内で異常に増殖する	**慢性骨髄性白血病** 造血幹細胞の増殖が異常となり，白血球・赤血球・血小板数が増加する

います. 急性リンパ性白血病は WHO 分類で B リンパ球芽球性と T リンパ芽球性に大きく分類され, B リンパ芽球性では特異的遺伝子異常の有無でさらに細かく分類されます.

慢性骨髄性白血病は, 骨髄増殖性腫瘍の 1 つで, 造血幹細胞の増殖が異常となり, 白血球・赤血球・血小板数が増加する疾患です. フィラデルフィア染色体 (Ph) がみられ, *BCR-ABL* 融合遺伝子といわれる遺伝子異常が特徴的です. 本疾患には慢性期・移行期・急性転化期があり, この順番に進行します. 慢性期は検査上, 白血球・血小板数が増えますが, ほとんど無症状です. 移行期には全身症状が出現し, 急性転化期には急性白血病に類似の状態となります.

慢性リンパ性白血病は白血球のうちリンパ球, 特に B リンパ球ががん化する疾患です. 末梢血や骨髄にはがん化した B リンパ球が多数みられ, リンパ節・肝臓・脾臓などに浸潤することもあります.

どのような人がなりやすい？

成人 T 細胞白血病のようにウイルス感染が原因になったり, 喫煙・がん治療 (薬物療法・放射線治療) などがリスク要因になる場合がありますが, 特定の原因は不明です. そのため, 働き盛りの人が突然白血病に罹患することがあります. 年齢的な特徴としては, 急性リンパ性白血病は小児期に多く, 成人では急性骨髄性白血病が最も多いです.

転移はするの？

固形がんと違い, 全身をめぐる血液のがんである白血病は, 早期がんや転移という概念はあてはまりません. 白血病細胞は骨髄の中で増えて, 溢れるように全身の血流に乗っていきます (**図 1**). そして肝臓や脾臓などの臓器の中にプールされるように増殖します.

どのような症状が出る？

骨髄で作られるべき正常な赤血球・白血球・血小板が, 異常に増殖する白血病細胞に圧迫されて, 十分作られないため, さまざまな症状が出ます (**図 2**). 貧血による労作時息切れ・動悸, 白血球減少による感染症 (発熱), 血小板減少による出血傾向 (紫斑など) などです (**図 3**). 急性前骨髄球性白血病では播種性血管内凝固症候群 (disseminated intravascular coagulation：DIC) を生じやすく, 脳出血や消化管出血で白血病が見つかることもあります.

図 1 │ 白血病細胞の増殖

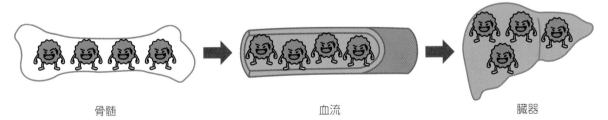

骨髄　　　　　　　　　　　血流　　　　　　　　　　　臓器

図2 白血病の病態

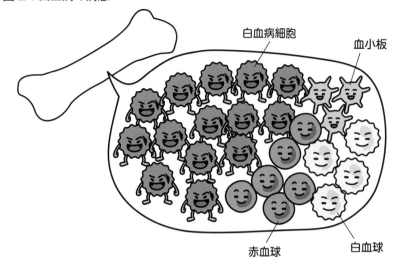

白血病細胞

血小板

赤血球

白血球

骨髄の中で白血病細胞が増えるため，正常な血液細胞が減少してしまいます．

図3 白血病の症状

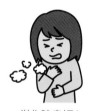

労作時息切れ・
動悸

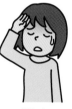

感染症
（発熱）

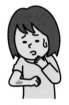

出血傾向
（紫斑など）

2 検査・診断法

❗ POINT

一般採血で発見し，骨髄検査で診断を確定する．

［ どのような検査をする？ ］

　白血病が疑われるのは，まず一般採血で白血球数が異常に多いときです．時には何万という数値になります．そのときは末梢血の血液像（血液分画）で，白血球の種類（リンパ球や好中球など）をチェックします．特に異常な白血病細胞が作られている状態では，骨髄芽球などの幼弱な芽球が増えてきます．血小板増多が慢性骨髄性白血病の発見の契機になることもあります．

　異常な白血病細胞は骨髄で作られるので，骨髄検査が必要です（**図4**）．骨髄検査には，骨髄穿刺と骨髄生検があります．骨髄穿刺は胸骨または腸骨に局所麻酔下で針を刺して骨髄を少量吸引する方法で，

図4│骨髄検査

局所麻酔下に
腸骨や胸骨から
骨髄液を採取します.

図5│フィラデルフィア染色体

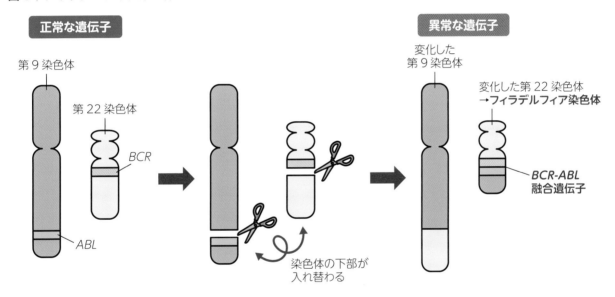

正常な遺伝子

第9染色体

第22染色体

BCR

ABL

染色体の下部が
入れ替わる

異常な遺伝子

変化した
第9染色体

変化した第22染色体
→**フィラデルフィア染色体**

BCR-ABL
融合遺伝子

骨髄生検は骨髄穿刺よりも太い針で,より多くの骨髄を採取します.採取した骨髄標本をプレパラートにして各種の染色法で観察します.

　遺伝子検査が発達した現在では,形態だけでなく,染色体や遺伝子の検査をします.たとえば,慢性骨髄性白血病で認められるフィラデルフィア染色体(Ph)の有無は以前から検査されていますが,それが細胞増殖促進に作用する *BCR-ABL* 融合遺伝子を生み出すことがわかりました(**図5**).他にも多くの遺伝子異常が発見されており,特に患者数の多い急性骨髄性白血病では,複数の遺伝子異常の蓄積が認められ,それが治療にも関連します.一方,急性リンパ性白血病では遺伝子異常が比較的単純で分子標的治療が奏効します.このように遺伝子変異の検査は治療法の決定に応用されています.

進行度はどう決まる?

　急性白血病は進行が速く,進行度の分類はありませんが,慢性白血病では進行度で治療方針が決まります.慢性骨髄性白血病には,慢性期・移行期・急性転化期があり,慢性期で発見されれば,治療薬が進歩しているため長期間の寛解を得られます.慢性

リンパ性白血病の病期分類については，米国では改訂 Rai 分類，欧州では Binet 分類が使われ，日本では両者が使われています．改訂 Rai 分類では低リスク（病期0：末梢血モノクローナル B リンパ球＞5,000/μL ＋骨髄リンパ球＞40％）・中間リスク（病期 I：病期0＋リンパ節腫脹，病期 II：病期0〜 I ＋肝腫大・脾腫〔どちらかまたは両方〕）・高リスク（病期 III：病期0〜 II ＋貧血（Hb＜11 g/dL または Ht＜33％），病期 IV：病期0〜 III ＋血小板＜10万/μL），Binet 分類では病期 A（Hb≧10 g/dL ＋血小板≧10万/μL ＋リンパ領域腫大が2ヵ所以下）・B（Hb≧10 g/dL ＋血小板≧10万/μL ＋リンパ領域腫大が3ヵ所以上）・C（Hb＜10 g/dL または血小板＜10万/μL，リンパ節腫大領域数は規定しない）に分けられます[1]．

3 治療法

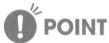

POINT

白血病の種類ごとに標準的な薬物療法を実施する．造血幹細胞移植や放射線治療も行う．

〔 治療法はどうやって決める？ 〕

　骨髄検査で急性か慢性か，骨髄性かリンパ性かを決定し，これまでに確立されている標準的な治療法を実施します．全身状態や病型などに基づき薬物療法，放射線療法，造血幹細胞移植のいずれかを選択します（図6）．

〔 造血幹細胞移植はどのように行う？ 〕

　白血病を含む血液腫瘍では造血幹細胞移植という治療法が重要です．移植前に，全身への薬物療法や放射線療法によって白血病細胞を減らし，自分（自家）またはドナー（同種）の骨髄・末梢血・臍帯血から事前に採取した造血幹細胞を移植（点滴）します（図7，8）．同種移植されたリンパ球が患者の体内に残存する白血病細胞を攻撃する効果も期待で

図6│白血病の治療

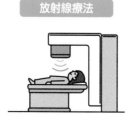
薬物療法

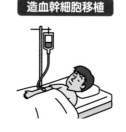
放射線療法

造血幹細胞移植

全身状態や病型やステージ，悪性度などに基づいて選択します．

図7 自家造血幹細胞移植

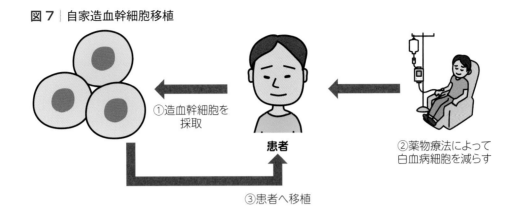

①造血幹細胞を採取

患者

②薬物療法によって白血病細胞を減らす

③患者へ移植

図8 同種造血幹細胞移植

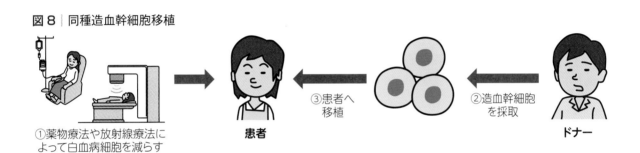

①薬物療法や放射線療法によって白血病細胞を減らす

③患者へ移植

患者

②造血幹細胞を採取

ドナー

きます．造血幹細胞移植は治癒を目指すのが目的ですが，**表2**のような副作用や合併症があるので，その実施には慎重な判断が求められます．

薬物療法はどのように行う？

　白血病の薬物療法の経過を**図9**に示します．寛解導入療法は，骨髄中の白血病細胞を5％以下に減少させ完全寛解状態を目指す強力な薬物療法です．地固め療法は寛解導入療法に続く第2段階として，さらに白血病細胞を減少させる薬物療法です．維持療法は完全寛解を維持するための薬物療法です．薬物療法の流れは白血病の種類によって異なります．p.204に白血病で用いられる治療薬の一覧を示します．

　急性骨髄性白血病は，まずは寛解導入療法で完全寛解（complete remission：CR）を目指します．CRの定義は，末梢血所見が正常化し，骨髄中の芽球が5％未満になることです（骨髄以外の臓器に病変があればその消失も必要です）．寛解導入療法不応例

表2 造血幹細胞移植の副作用・合併症

前処置関連毒性	悪心・嘔吐，口内炎，貧血，肝臓・腎臓・心臓・脳などの障害
感染症	細菌感染症，ウイルス感染症，真菌症など
移植片対宿主病（GVHD）	急性GVHD：皮膚・肝臓・消化管の障害，慢性GVHD：皮膚・口腔粘膜・眼球・肺などの障害
晩期障害	心不全，甲状腺機能低下，骨粗鬆症，慢性腎臓病，二次がんなど

GVHD：graft versus host disease

図9 │ 白血病の薬物療法の経過

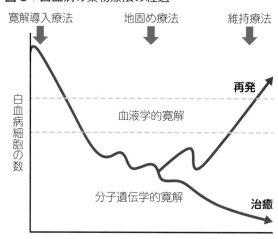

（難治例），寛解後再発例には救援療法を施行します．第1寛解期（寛解導入療法後寛解）の再発高リスク群や第2寛解期（第1寛解後再発例で再度寛解）には，同種造血幹細胞移植を行います．

　急性リンパ性白血病は，抗がん剤による白血病細胞の根絶，全細胞死（total cell kill）を目指します．寛解導入療法は3〜4週間，地固め療法は1年程度，維持療法は1〜2年行います．維持療法後に寛解が得られていれば治療は終了です．中枢神経への浸潤が多いので，いずれの時期でも抗がん剤の予防投与が必須です．フィラデルフィア染色体（Ph）陽性の急性リンパ性白血病では，抗がん剤の他に分子標的薬であるチロシンキナーゼ阻害薬を併用します．

　慢性骨髄性白血病は，慢性期の治療には急性リンパ性白血病と同じようなチロシンキナーゼ阻害薬が用いられます．第2世代のチロシンキナーゼ阻害薬は第1世代に比べて治療開始12ヵ月の時点での寛解率が高いのですが，長期予後には差はないので，

イマチニブ，ニロチニブ，ダサチニブ，ボスチニブの4剤が初発例の一次治療薬として認められています．二次治療薬にはポナチニブ，三次治療薬にはアシミニブ（セムブリックス®）が用いられます．移行期・急性転化期の治療には，診断時に移行期の場合には第2世代のチロシンキナーゼ阻害薬を用い，可能な場合には同種幹細胞移植を行います．急性転化例には同種幹細胞移植が推奨されます．

> **ひとくちメモ**
> **チロシンキナーゼ阻害薬**
> 　チロシンキナーゼ阻害薬は，*BCR-ABL* 融合遺伝子の産物である BCR-ABL タンパクを非活性化する分子標的薬です．第1世代のイマチニブ（グリベック®），第2世代のニロチニブ（タシグナ®），ダサチニブ（スプリセル®），ボスチニブ（ボシュリフ®），第3世代のポナチニブ（アイクルシグ®）などがあり，選択肢が増えています．

ひとくちメモ

治療効果の判定

「完治」とはある疾患が完全に治癒することですが，血液腫瘍の場合は「寛解」という用語を使います．ここでの寛解とは，まだ疾患の原因となる細胞が一定数残存するものの，症状のない状態（治癒と同じような全身状態）のことを指します．たとえば急性骨髄性白血病の場合，完全寛解とは骨髄芽球が5%未満かつ末梢血の造血が回復する状態です．一方，慢性骨髄性白血病の場合には治療効果の判定は図のようなステップがあります．

図｜慢性骨髄性白血病の治療効果の判定

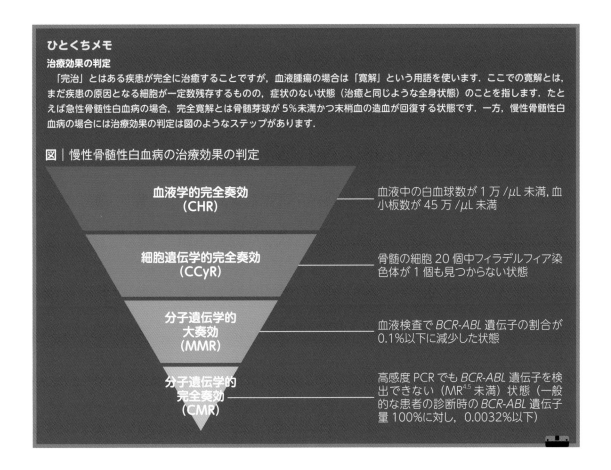

血液学的完全奏効（CHR）	血液中の白血球数が1万/μL未満，血小板数が45万/μL未満
細胞遺伝学的完全奏効（CCyR）	骨髄の細胞20個中フィラデルフィア染色体が1個も見つからない状態
分子遺伝学的大奏効（MMR）	血液検査でBCR-ABL遺伝子の割合が0.1%以下に減少した状態
分子遺伝学的完全奏効（CMR）	高感度PCRでもBCR-ABL遺伝子を検出できない（$MR^{4.5}$未満）状態（一般的な患者の診断時のBCR-ABL遺伝子量100%に対し，0.0032%以下）

慢性リンパ性白血病は完全に治癒することが困難で，高齢者が多いことから，症状緩和と病勢のコントロールが主目的となります．病初期では経過観察とします．活動性の病態になると，治療を開始しますが，治療法は抗がん剤や分子標的薬の単剤または併用投与です．薬物療法の治療効果がない場合などには，造血幹細胞移植を考慮します．

● 白血病の主な治療薬

分類	一般名	剤形	商品名
細胞障害性抗がん剤			
代謝拮抗薬	フルダラビン	錠剤	フルダラ®錠10 mg
		注射	フルダラ®静注用50 mg
	シタラビン	注射	キロサイド®注20 mg, 40 mg, 60 mg, 100 mg, 200 mg キロサイド®N注400 mg, 1 g
		カプセル	スタラシド®カプセル50, 100
	L-アスパラギナーゼ	注射	ロイナーゼ®注用5000, 10000
	メルカプトプリン	散剤	ロイケリン®散10%
	メトトレキサート	錠剤	メソトレキセート®錠2.5 mg
		注射	注射用メソトレキセート5 mg, 50 mg メソトレキセート®点滴静注液200 mg, 1000 mg
トポイソメラーゼ阻害薬	ミトキサントロン	注射	ノバントロン®注10 mg, 20 mg
	エトポシド	注射	ベプシド®注100 g ラステット®注100 mg/5 mL
アルキル化薬	シクロホスファミド	原末	経口用エンドキサン®原末100 mg
		錠剤	エンドキサン®錠50 mg
		注射	注射用エンドキサン®100 mg, 500 mg
抗腫瘍性抗生物質	ダウノルビシン	注射	ダウノマイシン®静注用20 mg
	イダルビシン	注射	イダマイシン®静注用5 mg
	アクラルビシン	注射	アクラシノン®注射用20 mg
微小管阻害薬	ビンクリスチン	注射	オンコビン®注射用1 mg
分子標的薬			
チロシンキナーゼ阻害薬	イマチニブ	錠剤	グリベック®錠100 mg, イマチニブ錠200 mg
	ニロチニブ	カプセル	タシグナ®カプセル50 mg, 150 mg, 200 mg
	ダサチニブ	錠剤	スプリセル®錠20 mg, 50 mg
	ボスチニブ	錠剤	ボシュリフ®錠100 mg
	ポナチニブ	錠剤	アイクルシグ®錠15 mg
STAMP阻害薬	アシミニブ	錠剤	セムブリックス®錠20 mg, 40 mg
プロテアソーム阻害薬	レナリドミド	カプセル	レブラミド®カプセル2.5 mg, 5 mg
抗CD52抗体薬	アレムツズマブ	注射	マブキャンパス®点滴静注30 mg
抗CD20抗体薬	リツキシマブ	注射	リツキサン®点滴静注100 mg, 500 mg
抗体薬物複合体	ゲムツズマブオゾガマイシン	注射	マイロターグ®点滴静注用5 mg
その他			
CAR-T細胞療法薬	チサゲンレクルユーセル	注射	キムリア®点滴静注
副腎皮質ステロイド	デキサメタゾン	錠剤	デカドロン®錠0.5 mg, 4 mg
		液剤	デカドロン®エリキシル0.01%
		注射	デカドロン®注射液1.65 mg, 3.3 mg, 6.6 mg オルガドロン®注射液1.9 mg, 3.8 mg, 19 mg デキサート®注射液1.65 mg, 3.3 mg, 6.6 mg
	プレドニゾロン	錠剤	プレドニン®錠5 mg, プレドニゾロン錠1 mg, 2.5 mg
		注射	水溶性プレドニン®10 mg, 20 mg, 50 mg
		散剤	プレドニゾロン散1%
	メチルプレドニゾロン	注射	デポ・メドロール®水懸注20 mg, 40 mg
		錠剤	メドロール®錠2 mg, 4 mg

白血病のケアのポイント

［ 貧血に注意！ ］

　赤血球の減少によって Hb 値の低下である貧血が起こります．動悸・息切れ，めまい・ふらつき，全身倦怠感などの自覚症状の有無をチェックし，血液データ（血算）を確認して，患者に状態を理解してもらい，転倒などが起こらないように医療安全に努めます．

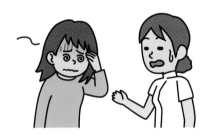

［ 出血傾向への対策をしよう！ ］

　血小板減少による出血傾向に対しては，排泄物への血液の混入，皮膚・粘膜の出血斑などの有無をチェックします．採血時の駆血帯や血圧測定時のマンシェットの圧迫を最小限にする，採血・注射の後は十分に圧迫止血する，転倒予防に留意する，皮膚への摩擦を避ける，歯ブラシは軟らかいものを使用し，強く磨かない，などの注意をします．

［ 副作用による苦痛を軽減しよう！ ］

　薬物療法の副作用による苦痛を軽減するための対応としては，バイタルサインのチェックの他に，消化器症状（悪心・嘔吐・食欲不振）などの自分でわかる副作用か，肝機能障害・腎機能障害など自覚的にはわからない症状かを慎重に見極めます．消化器症状があれば，食事摂取量や排便・排尿などの状況を確かめます．そのうえで，医師の指示のもと，制吐薬・補液などを行います．その後もコミュニケーションを常に取り，対応していきます．

［ 患者・家族・医療者で感染対策！ ］

　白血球減少による感染症の早期診断のために，自覚症状（倦怠感・悪寒・頭痛・咳・痰・咽頭痛），バイタルサイン（体温・血圧・脈拍・酸素濃度），血液検査（血算・肝機能・腎機能・CRP など）を把握しておきます．患者には易感染状態であることと，セルフケアの重要性を理解してもらいます．できれば家族の理解と協力が望ましいです．医療者側では，各医療行為での感染予防に努め，患者・医療者とも精神的ストレスを軽減できるようにします．

　感染対策として，手指消毒・体温測定・口腔ケアを行います．特に手指衛生は重要です．シャワーや入浴は問題ありません．免疫能が低下している時期は人混みを避けましょう．家族内で風邪症状など感染症が疑われる人がいれば，家族全員で手指衛生などの感染対策をしましょう．

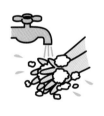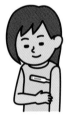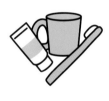

［ 定期的な経過観察も重要！ ］

　治療終了後も，体調の変化や再発，治療の合併症の有無，小児の場合は成長に異常がないかなどの確認のため，定期的な経過観察が必要です．治療後は徐々に外来通院の間隔が延び，5 年目以降は年に 1 回程度の通院となります．

　治療終了後数ヵ月～数年後に起こる晩期合併症には，成長障害・内分泌異常・認知機能を含む神経障害・心機能障害・骨・歯牙障害・二次がんなどがあり，これらがみられないかも確認していきます．

14 悪性リンパ腫

2019 年の悪性リンパ腫の罹患数は 36,638 例（男性 19,311 例，女性 17,325 例）で男女合わせた順位は 8 位，2022 年の死亡数は 14,033 人（男性 7,688 人，女性 6,345 人）で順位も 8 位です．罹患数・死亡数とも増加傾向にあり，人口 10 万人あたり 29.0 例（1980 年は 4.1 例）が罹患しています．

1 悪性リンパ腫とは

 POINT

リンパ球が悪性化した血液腫瘍の一種．約 100 種類の病型がある．

どのような種類に分けられる？

　悪性リンパ腫とは，白血球のうちのリンパ球ががん化（悪性化）した疾患です．発生する部位は，リンパ系組織（全身のリンパ節やリンパ管，胸腺・扁桃・脾臓など）とリンパ外組織（肺・肝臓・胃・皮膚など）です．細胞の形態や性質によって，B 細胞リンパ腫，T/NK 細胞リンパ腫（以上，非ホジキンリンパ腫），ホジキンリンパ腫などに分かれます（**図1**）．

　非ホジキンリンパ腫のうち，B 細胞リンパ腫で最も患者数の多い病型なのが，びまん性大細胞型 B 細胞リンパ腫です．その他に濾胞性リンパ腫や胃の悪性リンパ腫の一種である粘膜関連リンパ組織（mucosa-associated lymphoid tissue：MALT）リンパ腫も含まれます．T/NK 細胞リンパ腫は，T リンパ球または NK リンパ球ががん化した悪性リンパ腫の一種です．進行速度によって悪性度が異なります．T リンパ芽球性リンパ腫は，小児の悪性リンパ

腫の約 20% を占めます．多くは前縦隔腫瘍による気管の圧迫のため，呼吸困難・喘鳴・顔面～頸部の腫脹などの症状が出ます．急性リンパ性白血病と似ており，骨髄芽球が 25% 以上の場合を急性リンパ性白血病，25% 未満を T リンパ芽球性リンパ腫としています．WHO 分類はリンパ芽球性リンパ腫と急性リンパ性白血病を同じ病型に分類しています．末梢性 T 細胞リンパ腫は高齢者の男性で多く，がん化したリンパ球がリンパ節で増殖し，リンパ節が腫れてきます．血管免疫芽球性 T 細胞リンパ腫は，末梢性 T 細胞リンパ腫に次いで多い T 細胞リンパ腫です．臨床的には高齢者で進行期に発見されることが多く，全身リンパ節腫大・発熱・皮疹・胸腹水に加えて，自己免疫性溶血性貧血・関節炎などの自己免疫的症状がみられます．

　ホジキンリンパ腫は，1832 年にこの疾患を発見した英国の医師トーマス・ホジキンの名前に由来しています．病理学的にホジキン細胞（またはリー

図1 | 悪性リンパ腫の分類

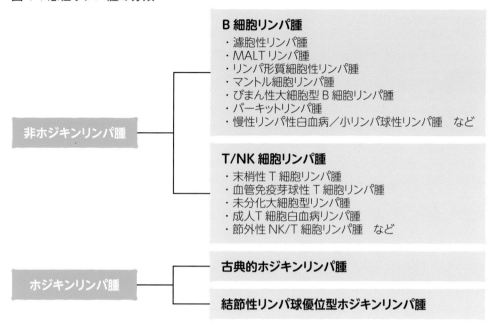

非ホジキンリンパ腫

B 細胞リンパ腫
・濾胞性リンパ腫
・MALT リンパ腫
・リンパ形質細胞性リンパ腫
・マントル細胞リンパ腫
・びまん性大細胞型 B 細胞リンパ腫
・バーキットリンパ腫
・慢性リンパ性白血病／小リンパ球性リンパ腫　など

T/NK 細胞リンパ腫
・末梢性 T 細胞リンパ腫
・血管免疫芽球性 T 細胞リンパ腫
・未分化大細胞型リンパ腫
・成人T 細胞白血病リンパ腫
・節外性 NK/T 細胞リンパ腫　など

ホジキンリンパ腫

古典的ホジキンリンパ腫

結節性リンパ球優位型ホジキンリンパ腫

ド・シュテルンベルク細胞）とよばれる大型の腫瘍細胞がみられます．ホジキンリンパ腫は欧米人の全悪性リンパ腫の約 30％ですが，日本人では約 7％と少ないです．腫瘍細胞の形態から，古典的ホジキンリンパ腫と結節性リンパ球優位型ホジキンリンパ腫の 2 つに分けられます．限局期の古典的ホジキンリンパ腫ではリスク因子によって予後良好群と予後不良群に分類されます．

どのような人がなりやすい？

ウイルスや細菌の感染と関係があります．ヒト T 細胞白血病ウイルス 1 型（human T-cell leukemia virus type 1：HTLV-1）は成人 T 細胞白血病リンパ腫の原因になります．また，EB ウイルスの持続感染がホジキンリンパ腫やバーキットリンパ腫を引き起こす可能性が考えられています．さらに，B 型肝炎ウイルスや C 型肝炎ウイルスなどの肝炎ウイルス感染と非ホジキンリンパ腫との関連性が疫学的研究から指摘されています．MALT リンパ腫患者では約 90％がピロリ菌に感染しています．しかも除菌治療のみで 7〜8 割の胃 MALT リンパ腫が完全寛解します．

その他，シクロスポリンやメトトレキサートなどの免疫抑制療法，後天性免疫不全症候群（acquired immunodeficiency syndrome：AIDS）などの免疫抑制状態が続くと，特に非ホジキンリンパ腫のリスクが上昇します．

転移はするの？

悪性リンパ腫は基本的にリンパ組織で発生し，リンパ組織，特にリンパ節ごとに転移していきます．最初に発生した部位に近いリンパ節，そして上半身または下半身のみ，さらには血管内に入り，肺・肝臓・脳などの臓器に転移します．

どのような症状が出る？

腫大したリンパ節などの腫瘤による症状と，リンパ腫細胞から出るサイトカインなどのような物質による症状に分かれます（**図2**）．頸部・腋窩・鼠径部などの体表から触れやすいリンパ節，画像診断でわかる胸部・腹部・骨盤部のリンパ節，さらに扁桃・胸腺・脾臓などのリンパ組織の腫大による痛み

図2 | 悪性リンパ腫の症状

リンパ節の腫れ	全身症状（B症状）

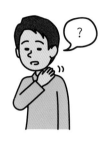
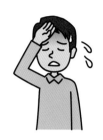
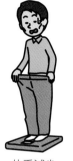
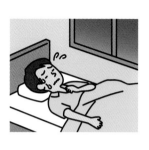

頸部，腋窩，鼠径部など　　　　　　発熱　　　　　　　体重減少　　　　盗汗（大量の寝汗）

やしこりが症状となります．B症状とよばれる，発熱・体重減少・盗汗（大量の寝汗）といった全身的な症状がみられることがあります．その他にかゆみがみられることもあります．

2　検査・診断法

！POINT
リンパ節生検による組織診断・染色体・遺伝子解析，および画像診断によって，種類とステージを診断する．

［どのような検査をする？］

　腫大したリンパ節を生検で採取し，顕微鏡でその形態を観察し，さらに細胞表面形質解析，染色体分析，遺伝子解析を追加します（**図3**）．これらによってリンパ腫細胞の特性が診断できます．また，臨床病期の診断には，X線・CT・PETなどの画像診断，消化管内視鏡検査，骨髄検査（穿刺・生検）などを行います．

［進行度はどう決まる？］

　悪性リンパ腫の臨床病期分類ではAnn Arbor分類が知られていますが，その修正版であるLugano分類が2014年以来用いられています[1]．Lugano分類では，PET-CTを用いてステージをⅠ期，Ⅱ期，Ⅲ期，Ⅳ期に分類します．Ⅰ〜Ⅱ期は限局期，Ⅲ〜Ⅳ期は進行期とされます．これらはリンパ節病変の部位や個数，節外病変の状態などから判断されます．このように，病変の描出にはPETの発達が貢献しています．予後因子・予後予測モデルとしては，IPI（international prognostic index）が用いられています．①61歳以上，②血清LDH値上昇，③Performance Status（PS）が2〜4，④病期がⅢまたはⅣ，⑤2ヵ所以上の節外病変，によって決定され，該当項目が多いほど，予後は不良です．

図3 | 悪性リンパ腫の検査

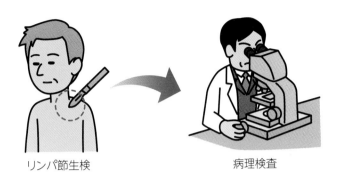

リンパ節生検　　　　　　　　病理検査

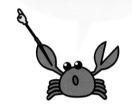

顕微鏡で形態の観察や，細胞表面形質解析，染色体分析，遺伝子解析などを行います．

3 | 治療法

❗POINT

病型・病期・予後因子によって，薬物療法・放射線療法・造血幹細胞移植などを行う．

[治療法はどうやって決める？]

全身状態や病型やステージ，悪性度などに基づき薬物療法，造血幹細胞移植，放射線療法のいずれかを選択します（**図4**）．手術は基本的には行いませんが，リンパ節以外の臓器にリンパ腫がみられた場合には，その切除を行う場合もあります．また，たとえば濾胞性リンパ腫では，進行期（ステージⅢ～Ⅳ）でも低腫瘍量の場合，無治療経過観察群とただちに治療を開始した群との間に生存期間の差がなかったことから，無治療経過観察とすることもあります．

ホジキンリンパ腫の場合，治療への反応は良好で，5年生存率は85％以上であり，20歳未満ではほぼ100％です．ただし，放射線療法と薬物療法の晩期有害事象には注意が必要です．

それぞれの病型には治療のアルゴリズムがあるため，詳細はガイドラインなどを参照してください．

[薬物療法はどのように行う？]

病型・病期・予後因子によって，標準的薬物療法を実施します．p.211に悪性リンパ腫で用いられる治療薬の一覧を示します．複数の細胞障害性抗がん剤や分子標準薬を組み合わせる多剤併用療法が中心です．

悪性リンパ腫の治療の歴史では，抗CD20モノクローナル抗体薬であるリツキシマブ（リツキサン®）の登場が画期的でした．日本では2001年に低悪性度リンパ腫およびマントル細胞リンパ腫に対してリツキシマブが承認されました．抗体薬物複合体では，ブレンツキシマブ ベドチン（アドセトリス®）がCD30陽性のホジキンリンパ腫（2014年より）や末梢性T細胞リンパ腫（2019年より）に対して使われており，ポラツズマブ ベドチン（ポライビー®）が再発または難治性のびまん性大細胞型B細胞リンパ腫の効能・効果で2021年に国内承認されました．

図4｜悪性リンパ腫の治療

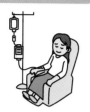

薬物療法

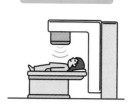

放射線療法

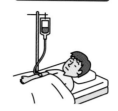

造血幹細胞移植

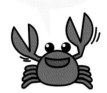

全身状態や病型やステージ，悪性度などに基づいて選択します．

　びまん性大細胞型B細胞リンパ腫に対してはR-CHOP療法を行います．CAR-T細胞療法を行うこともあります（p.214参照）．初回薬物療法後の完全寛解後に再発した例には救援化学療法（サルベージ療法）を施行し，その成功例には自家造血幹細胞移植併用大量化学療法を選択します．濾胞性リンパ腫に対しては，進行期（ステージⅢ～Ⅳ）で高腫瘍量の場合には，抗CD20抗体（リツキシマブまたはオビヌツズマブ）併用化学療法が推奨されます．

　T/NK細胞リンパ腫のうち，Tリンパ芽球性リンパ腫では，治療は多剤併用化学療法で急性リンパ性白血病に準じます．末梢性T細胞リンパ腫では，CHOP療法などの多剤併用化学療法です．血管免疫芽球性T細胞リンパ腫は，シグナル異常（ゲノム異常）を標的としたダサチニブ，エピゲノム異常を標的としたアザシチジンなどの治療が開発されています[2]．

　ホジキンリンパ腫に対しては，ABVD療法を行います．初回治療後再発・初回治療抵抗例には，ICE療法（イホスファミド・カルボプラチン・エトポシド），DHAP療法（デキサメタゾン・大量シタラビン・シスプラチン），ESHAP療法（エトポシド・メチルプレドニゾロン・大量シタラビン・シスプラチン），CHASE療法（シクロホスファミド・エトポシド・大量シタラビン・デキサメタゾン）などの救援化学療法（サルベージ療法）を考えます．サルベージ療法奏効例には自家末梢血造血幹細胞移植療法後の大量化学療法で生存率が向上します．再

発・難治例には，ブレンツキシマブ ベドチンや，ニボルマブ（オプジーボ®）を使います．同種造血幹細胞移植後にブレンツキシマブ ベドチンを導入することで予後向上が期待されています[3]．

造血幹細胞移植はどのように行う？

　血液細胞の元となる造血幹細胞を輸注（血管内に注入：移植）します．患者本人の造血幹細胞を用いる自家移植と，他人（ドナー［提供者］）からの移植細胞を使う同種（ヒトからヒトへの）移植の2種類があります．自家移植の場合は薬物療法の強度を高められますし，自分の細胞を使うので免疫抑制薬が不要という利点があります．一方，同種移植の場合はドナーのリンパ球ががん細胞を攻撃してくれるという「免疫療法」の効果が期待されます（詳細はp.196，第3章「13.白血病」参照）．

　びまん性大細胞型B細胞リンパ腫では，薬物療法後の再発に対して造血幹細胞移植を行います．ホジキンリンパ腫に対しては，初回治療無効例や再発例に対して造血幹細胞移植を行います．

放射線療法はどのように行う？

　悪性リンパ腫は放射線感受性のことが多く，病変が限局性であれば，放射線単独でも治癒することもあります．一般的には外来通院で，毎回2Gy ずつ計40Gy照射します．平日5日間（月曜日～金曜日），計4週間の治療期間です．1回の照射時間は1～2分間で，準備などの時間を合わせても約30分間し

かかりません.

濾胞性リンパ腫の限局期（臨床病期I〜II期）では，領域照射が選択されます（巨大病変，B症状，LDH上昇などの予後不良因子がある場合は，進行期に準じます）．ホジキンリンパ腫でも用いられます．びまん性大細胞型B細胞リンパ腫でも薬物療法の後，放射線療法を行うこともあります．

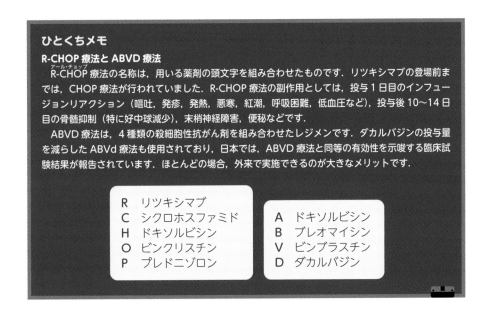

ひとくちメモ

R-CHOP療法とABVD療法

R-CHOP療法の名称は，用いる薬剤の頭文字を組み合わせたものです．リツキシマブの登場前までは，CHOP療法が行われていました．R-CHOP療法の副作用としては，投与1日目のインフュージョンリアクション（嘔吐，発疹，発熱，悪寒，紅潮，呼吸困難，低血圧など），投与後10〜14日目の骨髄抑制（特に好中球減少），末梢神経障害，便秘などです.

ABVD療法は，4種類の殺細胞性抗がん剤を組み合わせたレジメンです．ダカルバジンの投与量を減らしたABVd療法も使用されており，日本では，ABVD療法と同等の有効性を示唆する臨床試験結果が報告されています．ほとんどの場合，外来で実施できるのが大きなメリットです.

R	リツキシマブ
C	シクロホスファミド
H	ドキソルビシン
O	ビンクリスチン
P	プレドニゾロン

A	ドキソルビシン
B	ブレオマイシン
V	ビンブラスチン
D	ダカルバジン

● 悪性リンパ腫の主な治療薬

分類	一般名	剤形	商品名
細胞障害性抗がん剤			
代謝拮抗薬	フルダラビン	錠剤	フルダラ®錠10 mg
		注射	フルダラ®静注用50 mg
	シタラビン	注射	キロサイド®N注400 mg, 1 g
	L-アスパラギナーゼ	注射	ロイナーゼ®注用5000, 10000
	メトトレキサート	注射	注射用メソトレキセート®50 mg メソトレキセート®点滴静注液200 mg, 1000 mg
トポイソメラーゼ阻害薬	ミトキサントロン	注射	ノバントロン®注10 mg, 20 mg
	エトポシド	注射	ベプシド®注100 mg ラステット®注100 mg/5 mL
		カプセル	ベプシド®カプセル25 mg, 50 mg ラステット®Sカプセル25 mg, 50 mg
プラチナ製剤	カルボプラチン	注射	パラプラチン®注射液50 mg, 150 mg, 450 mg
	シスプラチン	注射	ランダ®注10 mg／20 mL, 25 mg／50 mL, 50 mg／100 mL

	イホスファミド	注射	注射用イホマイド®1 g
アルキル化薬	シクロホスファミド	原末	経口用エンドキサン®原末100 mg
		錠剤	エンドキサン®錠50 mg
		注射	注射用エンドキサン®100 mg，500 mg
	ベンダムスチン	注射	トレアキシン®点滴静注用25 mg，100 mg
	ダカルバジン	注射	ダカルバジン注用100
	プロカルバジン	注射	塩酸プロカルバジンカプセル50 mg
抗腫瘍性抗生物質	ドキソルビシン	注射	アドリアシン®注用10，50
	ブレオマイシン	注射	ブレオ®注射用5 mg，15 mg
	アクラルビシン	注射	アクラシノン®注射用20 mg
微小管阻害薬	ビンブラスチン	注射	エクザール®注射用10 mg
	ビンクリスチン	注射	オンコビン®注射用1 mg

分子標的薬

プロテアソーム阻害薬	ボルテゾミブ	注射	ベルケイド®注射用3 mg，ボルテゾミブ注射用1 mg，2 mg
抗CD20抗体薬	リツキシマブ	注射	リツキサン®点滴静注100 mg，500 mg
抗体薬物複合体	ブレンツキシマブ　ベドチン	注射	アドセトリス®点滴静注用50 mg
	ポラツズマブ　ベドチン	注射	ポライビー®点滴静注用30 mg，140 mg

免疫チェックポイント阻害薬

抗PD-1抗体	ニボルマブ	注射	オプジーボ®点滴静注20 mg，100 mg，120 mg，240 mg

その他

CAR-T細胞療法薬	チサゲンレクルユーセル	注射	キムリア®点滴静注
	アキシカブタゲン　シロルユーセル	注射	イエスカルタ®点滴静注
	リソカブタゲン　マラルユーセル	注射	ブレヤンジ®静注
副腎皮質ステロイド	デキサメタゾン	錠剤	デカドロン®錠0.5 mg，4 mg
		液剤	デカドロン®エリキシル0.01%
		注射	デカドロン®注射液1.65 mg，3.3 mg，6.6 mg オルガドロン®注射液1.9 mg，3.8 mg，19 mg デキサート®注射液1.65 mg，3.3 mg，6.6 mg
		外用薬	メサデルム®クリーム0.1%，軟膏0.1%，ローション0.1%
	プレドニゾロン	錠剤	プレドニン®錠5 mg，プレドニゾロン錠1 mg，2.5 mg
		注射	水溶性プレドニン®10 mg，20 mg，50 mg
		散剤	プレドニゾロン散1%
	メチルプレドニゾロン	注射	デポ・メドロール®水懸注20 mg，40 mg ソル・メドロール®静注用40 mg，125 mg，500 mg
		錠剤	メドロール®錠2 mg，4 mg

悪性リンパ腫のケアのポイント

病気への理解度を確かめよう！

　患者の全身状態だけでなく，患者が自分の病気をどのくらい理解しているかを確かめることが重要です．悪性リンパ腫では外来化学療法が中心ですので，自宅での療養と通院環境を把握しておく必要があります．

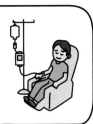
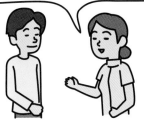

治療方針やお薬のことでわからないことがあれば，何でも話してくださいね．通院での治療が中心になりますから，お家で何か変わった症状が出たら，早めにご連絡ください

治療の副作用へのケアをしよう！

　薬物療法中は免疫能が低下します．感染症のリスクが高いことを患者・家族に理解してもらい，清潔操作を徹底することが必要です．また，食欲不振や口内炎などによって摂食量が減少するため，低栄養のリスクも生じます．多職種連携で栄養状態の保持を目指しましょう．さらに，悪性リンパ腫では放射線療法を受けることが多く，放射線療法における有害事象への対策も必須です．皮膚炎・口内炎・悪心・嘔吐・下痢などに対するケアを行う必要があります．

晩期合併症に注意！

　治療によって長期生存した場合でも晩期の有害事象として，二次がんや不妊症・心血管疾患に注意が必要です．特に，心臓を照射野に含む放射線療法後には，虚血性心疾患や心臓弁膜症に注意します．

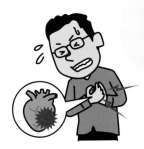

心臓を照射野に含む放射線治療後には，晩期合併症として虚血性心疾患や心臓弁膜症が起こることがあります．

長期的な療養生活を全人的に支えよう！

　集中的に薬物療法を受ける時期を過ぎても，療養生活は長く続きます．また寛解後も再発への不安などもありますので，心身両面でのサポートが必要です．さらに就労や生きがい支援などの，心理社会的なサポートも重要ですので，まさに全人的なアプローチが求められます．

CAR-T 細胞療法

どんな治療法？

CAR-T とは，キメラ抗原受容体（chimeric antigen receptor：CAR）と T 細胞受容体の細胞内ドメインと抗体の抗原結合部位を遺伝子組み換え技術によって結合させた人工的な受容体です．これを発現した CAR-T 細胞によって治療するのが，キメラ抗原受容体 T 細胞療法（CAR-T 細胞療法）です．具体的には，患者からリンパ球を取り出し，CAR-T 細胞を作って体内に戻すという手順です（図）．CAR-T 細胞は，がんを攻撃し，さらに自己複製して増殖します．

どのがんに使える？

血液腫瘍では，悪性リンパ腫・白血病・多発性骨髄腫の一部の例で CAR-T 細胞療法の適応があります．そのポイントは，難治性・再発性であることです．通常の治療で治癒する場合には適応にはなりません．なお，血液がん細胞は血中に浮遊しているので，CAR-T 細胞が腫瘍細胞に出会うことは容易ですが，固形がんではがん局所に CAR-T 細胞が入ることが難しく，今後の課題です．

メリット・デメリットは？

これまでの血液腫瘍の治療では，患者の腫瘍免疫能向上のために，骨髄移植によって自分以外の人の免疫細胞を借りていました．しかし，他者の免疫細胞であるために自己の正常細胞を攻撃してしまうという副作用がありました．一方，CAR-T 細胞療法は自分の細胞を使うのでこうした心配がなくなりました．また，苦労して骨髄移植のドナーを探す必要もありません．

安全性に関しては，「サイトカインストーム（サイトカインの嵐）」という強い炎症反応が起こることが最大の問題です．これに対しては抗炎症作用を持つ抗インターロイキン-6（IL-6）受容体抗体薬であるトシリズマブ（アクテムラ®）を使うことで対処しています．

費用はどのくらいかかる？

2019 年から日本で承認され，血液内科では普通の治療になっていますが，1 回の治療に約 3,000 万円の費用がかかる点が問題になっています．これは，毎回患者ごとに CAR-T 細胞を作製し，その細胞の品質保証が必要だからです．そこでさまざまな細胞に分化できる iPS 細胞で CAR-T 細胞を作製することが試みられています．1 回で 100 人分の CAR-T 細胞を作れば，1 人あたり約 30 万円で CAR-T 細胞療法が施行できます．

図｜CAR-T 細胞療法の流れ

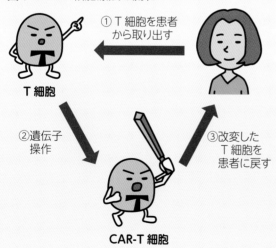

①T 細胞を患者から取り出す

T 細胞

②遺伝子操作

③改変した T 細胞を患者に戻す

CAR-T 細胞

参考文献

第1章 がんの基礎を理解しよう

・ 元雄良治：初めの一歩は絵で学ぶ 腫瘍学―知っておきたいがんの知識とケア．じほう，2015．
1) 国立がん研究センターがん情報サービス：がん統計．
https://ganjoho.jp/reg_stat/index.html
2) 国立がん研究センターによる「多目的コホート研究」：糖尿病とその後のがん罹患との関連について．2006．
https://epi.ncc.go.jp/jphc/outcome/288.html
3) 鈴木亮：Ⅷ．糖尿病で注意すべき悪性腫瘍．日本内科学会雑誌，110（4）：769-773，2021．
4) 国立がん研究センター：科学的根拠に基づくがんリスク評価とがん予防ガイドライン提言に関する研究．2023．
https://epi.ncc.go.jp/cgi-bin/cms/public/index.cgi/nccepi/can_prev/outcome/index
5) キリンホールディングス：適正飲酒のススメ お酒の強さは人それぞれ．
https://www.kirinholdings.com/jp/impact/alcohol/0_1/proper/criteria/
6) 日本対がん協会：がん検診の目的と効果．2022．
https://www.jcancer.jp/about_cancer_and_checkup/検診について/検診の目的と効果
7) 国立がん研究センターがん情報サービス：がん検診受診率（国民生活基礎調査による推計値）．2023．
https://ganjoho.jp/reg_stat/statistics/stat/screening/screening.html

第2章 がんの診断と治療・支持療法と緩和ケア

・ 元雄良治：初めの一歩は絵で学ぶ 腫瘍学―知っておきたいがんの知識とケア．じほう，2015．
・ 国立がん研究センターがん情報サービス．
http://ganjoho.jp/public/index.html
1) 大腸癌研究会編：大腸癌取扱い規約 第9版．金原出版，2018．
2) 国立がん研究センターがん情報サービス：研究段階の医療（臨床試験，治験など）詳細情報．2020．
https://ganjoho.jp/med_pro/cancer_control/medical_treatment/ct/ct_details.html
3) 津谷喜一郎：コクラン共同計画とシステマティック・レビュー― EBM における位置付け．公衆衛生研究，49（4）：313-319，2000．
4) 元雄良治：エビデンスを活かす 漢方でできるがんサポーティブケア．南山堂，2019．
5) 日本緩和医療学会ガイドライン統括委員会編：がん疼痛の薬物療法に関するガイドライン 2020年版．金原出版，2020．
6) 日本緩和医療学会：緩和ケア.net.「医療用麻薬」の誤解．
http://www.kanwacare.net/forpatient/symptom/
7) NPO法人 Hope Tree：子どものサポートプログラム CLIMB.
http://hope-tree.jp/program/climb/
8) 田村恵子編：緩和ケア教育テキスト―がんと診断された時からの緩和ケアの推進．メディカ出版，2017．
9) 日本がん看護学会監：患者の感情表出を促す NURSE を用いたコミュニケーションスキル．医学書院，2015．

第3章 がん種別 知っておきたい知識とケアのポイント

・ 国立がん研究センターがん情報サービス．
http://ganjoho.jp/public/index.html
・ Brierley JD, et al：TNM Classification of Malignant Tumours, 8th ed. Wiley Blackwell, 2017.

1. 肺がん

1) 日本肺癌学会編：臨床・病理 肺癌取扱い規約 第8版補訂版．金原出版，2021．
2) 日本肺癌学会編：肺癌診療ガイドライン―悪性胸膜中皮腫・胸腺腫瘍含む―2022年版．金原出版，2022．

2. 乳がん

1) 日本乳癌学会編：臨床・病理 乳癌取扱い規約 第18版．金原出版，2018．
2) 日本乳癌学会編：乳癌診療ガイドライン1 治療編 2022年版．金原出版，2022．
3) 日本乳癌学会編：乳癌診療ガイドライン2 疫学・診断編 2022年版．金原出版，2022．

3. 食道がん

1) 日本食道学会編：臨床・病理 食道癌取扱い規約 第12版．金原出版，2022．
2) 日本食道学会編：食道癌診療ガイドライン 2022年版．金原出版，2022．

4. 胃がん

1) 日本胃癌学会編：胃癌取扱い規約 第15版，金原出版，2017．
2) 日本胃癌学会編：胃癌治療ガイドライン 医師用 2021年7月改訂 第6版．金原出版，2021．

5. 大腸がん

1) 大腸癌研究会編：大腸癌取扱い規約 第9版．金原出版，2018．
2) 大腸癌研究会編：大腸癌治療ガイドライン 医師用 2022年版．金原出版，2022．

6. 肝がん

1) 日本肝癌研究会編：臨床・病理 原発性肝癌取扱い規約 第6版補訂版．金原出版，2019．
2) 日本肝臓学会編：肝癌診療マニュアル 第4版．医学書院，2020．
3) 日本肝臓学会編：肝癌診療ガイドライン 2021年版．金原出版，2021．

7. 胆道がん

1) 日本肝胆膵外科学会編：臨床・病理 胆道癌取扱い規約 第7版．金原出版，2021．
2) 日本肝胆膵外科学会，胆道癌診療ガイドライン作成委員会編：エビデンスに基づいた 胆道癌診療ガイドライン 改訂第3版．医学図書出版，2019．

8. 膵がん

1) 日本膵臓学会編：膵癌取扱い規約 第8版．金原出版，2023．
2) 日本膵臓学会膵癌診療ガイドライン改訂委員会編：膵癌診療ガイドライン 2022年版．金原出版，2022．

9. 子宮がん

1) 日本産科婦人科学会，日本病理学会編：子宮体癌取扱い規約 病理編 第5版．金原出版，2022．
2) 日本産科婦人科学会，日本病理学会編：子宮頸癌取扱い規約 病理編 第5版．金原出版，2022．
3) 日本婦人科腫瘍学会編：子宮体がん治療ガイドライン 2023年版．金原出版，2023．
4) 日本婦人科腫瘍学会編：子宮頸癌治療ガイドライン 2022年版．金原出版，2022．

10. 卵巣がん
1) 日本産科婦人科学会，日本病理学会編：卵巣腫瘍・卵管癌・腹膜癌取扱い規約 病理編 第2版. 金原出版，2022.
2) 日本婦人科腫瘍学会編：卵巣がん・卵管癌・腹膜癌治療ガイドライン 2020年版. 金原出版，2020.

11. 腎がん
1) 日本泌尿器科学会，日本病理学会，日本医学放射線学会編：泌尿器科・病理・放射線科 腎癌取扱い規約 第5版. メディカルレビュー社，2021.
2) 日本泌尿器科学会編：腎癌診療ガイドライン 2017年版. メディカルレビュー社，2017.

12. 前立腺がん
1) 日本泌尿器科学会，日本病理学会，日本医学放射線学会編：泌尿器科・病理・放射線科 前立腺癌取扱い規約 第4版. 金原出版，2010.
2) 日本泌尿器科学会編：前立腺癌診療ガイドライン 2023年版.

メディカルレビュー社，2023.

13. 白血病
1) 日本血液学会編：造血器腫瘍診療ガイドライン 2023年版. 金原出版，2023.

14. 悪性リンパ腫
1) 日本血液学会編：造血器腫瘍診療ガイドライン 2023年版. 金原出版，2023.
2) 坂田（柳元）麻実子：血管免疫芽球性T細胞リンパ腫（angioimmunoblasitc T-cell lymphoma：AITL）の病態解明と標的治療への応用. 日本女性科学者の会学術誌，21：1-12，2021.
3) Martínez C, et al: Impact of pre- and/or post-autologous stem cell transplantation exposure to brentuximab vedotin on survival outcomes in patients with high-risk Hodgkin lymphoma. Ann Hematol, 102 (2): 429-437, 2023.

索 引

著者略歴

元雄 良治（もとお よしはる）

石川県小松市出身．1980年東京医科歯科大学（現：東京科学大学）医学部卒業，1980年金沢大学第一内科，1984年米国テキサス州ダラス・ワドレー研究所（2年間），2003年金沢大学がん研究所腫瘍内科助教授，2005年金沢医科大学腫瘍内科学主任教授，2021年金沢医科大学名誉教授，小松ソフィア病院腫瘍内科部長，2023年福井県済生会病院内科部長・集学的がん診療センター顧問．
米国内科学会最高栄誉会員（マスター：MACP），がん薬物療法専門医，消化器病専門医，肝臓専門医，総合内科専門医，漢方専門医，日本がんサポーティブケア学会漢方部会長，日本東洋医学会理事，和漢医薬学会評議員，日本医学英語教育学会評議員．
著書に『全人的がん医療―がんプロフェッショナルを目指して』（2007年），『初めの一歩は絵で学ぶ 腫瘍学―知っておきたいがんの知識とケア』（2015年），『まるごとわかる！がん』（初版：2017年，改訂2版2021年），『エビデンスを活かす 漢方でできるがんサポーティブケア』（2019年）などがある．

まるごとわかる！がん

2017年 2 月15日　1 版 1 刷	©2024
2021年11月 1 日　2 版 1 刷	
2024年10月 1 日　3 版 1 刷	

著　者
もと　お　よしはる
元雄良治

発行者
株式会社 南山堂　代表者 鈴木幹太
〒113-0034　東京都文京区湯島 4-1-11
TEL 代表 03-5689-7850　www.nanzando.com

ISBN 978-4-525-50133-4

A 5013310301-A